人と食と自然シリーズ 5

食と心
―その関係性を解き明かす―

京都健康フォーラム
監修

中井 吉英・本庄 巖
編著

石井　均・生野 照子・乾　明夫
上原 美穂・姫野 友美・藤田 紘一郎
共著(五十音順)

建帛社
KENPAKUSHA

本書は，「公益財団法人 ひと・健康・未来研究財団」の助成により出版されています。

「人と食と自然」シリーズ刊行にあたって

　「京都健康フォーラム」世話人会では，2000年より毎年1回市民公開講座を開催し，その成果をシリーズとして刊行してきた。フォーラムはアカデミズムと社会人との対話の場であり，テーマとしてすべての人々に関心の高い"食"の問題を"健康"との関連でとらえてきた。その成果はすでに，食と健康シリーズ全3巻（昭和堂，2003～2005年），五感シリーズ全5巻（オフィスエム，2007～2009年）として発刊済みである。

　今回新たに発刊される本シリーズは，2009年より発足したフォーラム「人と食と自然」に対応するものであり，テーマとして，①食と免疫，②サプリメント，③食品脂肪，④食と薬の接点，⑤食習慣とこころ等をとりあげる。食は第一義的には身体の構成成分として，また新陳代謝や運動に必須のエネルギー源として重要であり，その微量成分は体内環境の恒常性維持に役立っている。しかし体内からみれば食物は自然から取り入れられる異物であるので，その恩恵の裏には必ずリスクが伴う。私どもは，食の功罪は二者択一の問題ではなく，自然界の食物連鎖の中で生きる人間の心身相関の多様な遺伝システムの立場から評価されるべきものと考える。本シリーズは以上の観点から企画されたものである。

2012年1月

　　　　　　　　　　　京都健康フォーラム世話人会代表　山　岸　秀　夫

京都健康フォーラム世話人会

代　表　山岸秀夫　京都大学名誉教授（免疫学，分子遺伝学）
世話人　内海博司　京都大学名誉教授（放射線生物学）
　　　　吉川正明　京都大学名誉教授（食品機能科学）
　　　　今西二郎　京都府立医科大学名誉教授（微生物学，統合医療学）
　　　　河田照雄　京都大学大学院教授（食品健康科学）
　　　　大東　肇　京都大学名誉教授（食品科学）
　　　　中井吉英　関西医科大学名誉教授（心身医学，疼痛学）

は し が き

　文化，社会，環境，経済など多方面の変化に伴い，日本人の食生活様式，食行動は急激に変貌した。現代社会では，食べものは商品として取り扱われ，加工と合成が進んでいる。その結果，わが国の食文化は衰退しつつある。
　昨今は輸入品に含まれる有害物質や，食材偽装問題がクローズアップされ，わが国の食の安全神話が揺らぎ，食への信頼が失われつつある。今後，このような食の問題が日本人の身体面・精神面の健康と病気にどのような影響を及ぼすのだろうか。「食」の心理面，社会面，環境面というものを深く考えなければ，わが国の食文化は滅ぶのではないかと危惧する。
　さて，本書のタイトル「食と心」についてである。食と体の関係が切り離せないのは誰にもわかるが，果たして食と心は関係するのであろうか。このテーマに答えるには，「食が心に関係するか」という一方通行ではなく，「心は食に関係するか」という方向からも考えておく必要がある。その意味からは，「食心相関」あるいは「食心一如」として捉えるべきである。
　各章のアウトラインを述べておく。まず，第1部の「食にかかわる病気と心の関係」である。医学がこれほど発展したにもかかわらず糖尿病は増え続けている。体の病気と捉える従来の発想から，生活習慣やライフスタイルの病として社会，環境，健康医学への発想の転換が求められる。その治療には食行動を含む行動医学によるアプローチが不可欠である。
　摂食障害は食行動異常の背後に心の問題が存在し，まさに現在の病んだ家族関係，人間関係を含む社会の病が端的に現れている病気である。
　肥満は単に体重が重いだけであるが，肥満症はさまざまな健康障害を合併するため，肥満症を疾患単位として扱い，早期より医療的介入が必要である。しかし，治療となると困難を伴う。肥満症・肥満者の食行動と心理を明らかにし，行動医学的なアプローチが糖尿病とともに不可欠である。
　慢性膵炎も食の欧米化，飲酒量の増大とともに増加している。最近では喫煙が男女ともに成因のひとつとして注目されている。飲酒，喫煙，脂肪食などに

対する嗜癖的行動やパーソナリティに焦点を当てると，生活習慣を介した心身相関の病態が明らかになる．すなわち，食と心の関係はパーソナリティ，行動パターン，生活習慣を介し深くかかわり合っている．

　第2部は「食は心にどのように影響するか」である．五感，なかでも味覚は脳や心の働きとどのような関係にあるのだろう．五感は単なる外界の情報の受容であるが，これらを統合した好き嫌いや美味しさ，あるいは家族団らんといった楽しさは心の働きである．しかし，ヒトの場合は美味を追求するヒト特有の食文化と深く関係するため，味覚だけでなく嗅覚，視覚，聴覚，触覚と五感を総合してはじめて完成する広い感覚といえる．

　私たちは心が性格，社会，環境と密接にかかわっていると考えているが，鉄，亜鉛といった微量元素，ビタミン類や栄養素が脳内の神経伝達物質を介して，心と深くかかわっているということを知らない人が多い．このような視点より考えると，心と身体はどちらが先ということではなく，まさに「心身一如」なのである．

　腸は「第二の脳」といわれている．ドーパミンやセロトニンなどの「心の幸せ」を司る神経伝達物質の前駆体の90％が腸内で合成され，また，よい腸内環境を保つことで免疫力が高まる．

　締めくくりは修行僧の食事と典座についてである．満腹し，栄養をつけ，美味しく楽しむものを「食」と考えている人がほとんどではなかろうか．「食」は身体・心・いのちにふれあう深遠な行為であり，禅の修行において重要な位置を占める．

　本書を読み進めるにつれ，食と心はどちらが先でもなく互いに深くかかわり，また，文明，社会，環境とも密接につながっていることを理解していただけるだろう．

2015年6月

編者　中井吉英

本庄　巌

● 目　次 ●

- ●「人と食と自然」シリーズ刊行にあたって ……………………… *i*
- ●はしがき………………………………………………………………… *iii*

第1部
食にかかわる病気と心の関係

第1章　糖尿病患者の「心と行動」

1. 糖尿病とはどういう病気/疾患なのか………………………… *3*
2. 患者にとっての糖尿病…………………………………………… *7*
3. 食事療法に関連する要因………………………………………… *9*
4. 食事療法と心の関係に関するデータ…………………………… *12*
5. 食事と愛情………………………………………………………… *13*

第2章　摂食障害にみる「食と心」

1. 摂食障害とは……………………………………………………… *15*
2. 摂食障害の現状…………………………………………………… *19*
3. 摂食障害の経過…………………………………………………… *22*
4. 摂食障害の治療…………………………………………………… *26*

第3章　肥満症患者の「心と行動」

1. はじめに…………………………………………………………… *35*
2. 肥満症とは………………………………………………………… *36*
3. 摂食調節機能……………………………………………………… *41*

- 4．肥満症者の摂食行動……………………………………………45
- 5．肥満症のストレス………………………………………………46
- 6．肥満と性格特性…………………………………………………49
- 7．小児の肥満症……………………………………………………50
- 8．肥満症の予防と改善方法………………………………………51
- 9．おわりに…………………………………………………………60

第4章　慢性膵炎患者の食と嗜好の心

- 1．膵臓の位置と働き………………………………………………64
- 2．慢性膵炎という病気……………………………………………66
- 3．慢性膵炎の経過と治療…………………………………………72
- 4．中枢（脳）と膵…………………………………………………73
- 5．慢性膵炎患者のストレスと食習慣……………………………76
- 6．嗜好品・食習慣と気づきの障害………………………………79

第2部
食は心にどのように影響するか

第5章　五感と脳と心
　　　　　――味覚を中心として

- 1．はじめに…………………………………………………………89
- 2．味覚と嗅覚との関係……………………………………………90
- 3．味覚のしくみ……………………………………………………91
- 4．嗅覚のしくみ……………………………………………………94
- 5．進化の観点からみた五感………………………………………96
- 6．味覚の楽しみ……………………………………………………97
- 7．茶道における五感と心…………………………………………98

8．食卓に向かう心……………………………………………… *99*
　　9．おわりに……………………………………………………… *100*

第6章　われわれの未来は栄養で決まる

　　1．はじめに……………………………………………………… *103*
　　2．健康な脳は栄養が基本……………………………………… *104*
　　3．脳に一番必要な栄養素はタンパク質……………………… *107*
　　4．2番目に重要なのは脂質…………………………………… *111*
　　5．摂り過ぎると脳にダメージを与えるもの………………… *117*
　　6．鉄の働きと脳の関係………………………………………… *118*
　　7．ビタミンB群は脳のエネルギー産生をする……………… *121*
　　8．脳のメンテナンスをしているビタミンC………………… *122*
　　9．脳にダメージを与える低血糖症…………………………… *123*
　10．腸は第一の脳………………………………………………… *126*
　11．おわりに……………………………………………………… *130*

第7章　腸は第二の脳である
　　　　　――食と腸とこころ

　　1．はじめに……………………………………………………… *133*
　　2．われわれの臓器はすべて腸から進化した………………… *134*
　　3．腸は腸内細菌の助けを借りてわれわれを守る…………… *138*
　　4．幸せを感じやすい精神状態を作るのも腸………………… *143*
　　5．食べることで体もこころも健康を保つ…………………… *150*

第8章　修行僧の食事と典座

　　1．はじめに……………………………………………………… *157*
　　2．典座とは……………………………………………………… *158*
　　3．食事の作法…………………………………………………… *159*

4．食事の内容……………………………………………… *162*
5．禅僧の食事の位置づけ………………………………… *163*
6．今日の日本の食事……………………………………… *164*
7．おわりに………………………………………………… *165*

●索引………………………………………………………… *167*

第 1 部

食にかかわる病気と心の関係

第1章
糖尿病患者の「心と行動」

石井 均*

1. 糖尿病とはどういう病気/疾患なのか

(1) 糖尿病の医学的定義と合併症

　糖尿病は,「インスリン作用不足による慢性の高血糖状態を主徴とする代謝症候群」である。2型糖尿病はインスリン分泌低下とインスリン抵抗性をきたす遺伝要因に過食,運動不足,肥満などの環境因子や加齢が加わって発症する。1型糖尿病は膵ランゲルハンス島のβ細胞の破壊消失によるインスリン分泌不足が原因である[1]。1型糖尿病は通常初期から高血糖症状があるが,2型は症状がない段階で発見されることが多い。日本では糖尿病の95％以上は2型糖尿病であり,生活習慣病のひとつとして扱われている。

　高血糖（血液中のブドウ糖濃度が正常範囲より上昇している状態）は口渇,多飲,多尿などの急性症状をもたらすとともに,それが慢性的に続いた場合,網膜や腎の細小血管症および全身の動脈硬化症を進展させる。また,神経障害や白内障をもたらす。

　網膜症は進行すると視力障害をもたらす。腎機能障害が進行すると浮腫,呼吸困難,あるいは脳症状をきたす。神経障害は代表的には足の痛み,痺れであり,強くなると睡眠障害やうつ症状を起こす。

＊　奈良県立医科大学糖尿病学講座

また，動脈硬化症としては脳血管障害，心血管障害，末梢血管障害などがあり，その他に認知症，癌，脂肪肝，易骨折性，歯周病などが糖尿病を持たない人の2〜3倍発症しやすいことが知られている。

慢性合併症をきたすと，身体機能のみならず，社会生活や日常生活が制限されるとともに，心の状態も影響を受ける。すなわち，患者の生活の質（QOL）を低下させる。また，糖尿病患者では，それを持たない人と比較して，寿命が10年程度短いことも知られている。

（2）糖尿病の治療法と効果

糖尿病は現時点では一部の特殊な病態を除いて完全治癒はしない病気である。したがって，合併症を予防するためには何らかの治療を行い，血糖値をできるだけ正常範囲に近づけることが必要である。

その方法としては，適正な食事量と栄養バランスを維持する食事療法，一定量の運動を続ける運動療法，飲み薬やインスリン注射を続ける薬物療法，自分で血糖値を測る血糖測定，などが含まれる。

糖尿病の特徴は，その治療を自分で行っていかなければならないことであり，これが「糖尿病の自己管理」と呼ばれている。近年，薬物療法に飛躍的な進歩がみられたが，自己管理を続けるという原則は今も変わっていない。

なお，糖尿病の状態によっては，食事療法や運動療法（あるいは薬物療法）と，それに伴う体重減少などによって血糖値が正常範囲に戻ることがあり，これを寛解と呼んでいるが，寛解が起こりうることはいくつかの臨床試験でも証明されている。この事実をもって，「糖尿病が治った」と表現している発表も見かけるが，それは「治った」という用語の定義（使い方）の問題であり，寛解という意味では正しいと言えるだろうが，治癒という意味では適切ではないし，それを保証することはできないだろう。

血糖値が（いったん）正常化しても，それは糖尿病が治癒したことを意味するものではない。治療の継続が必要なことを理解してもらうことは簡単ではない。

(3) 血糖値をどの程度に管理すれば将来の合併症が予防できるか
——科学的根拠を設定することの難しさと忍耐力

 それでは，どの程度の血糖値を維持しておけば将来の合併症を予防できるのか——それが治療上の重要な問題となる。血糖値は食事や運動，あるいは精神活動など多くの要因による影響を受け，時々刻々変化している。健常人においては，インスリンに代表される各種ホルモンの協調的作用，および自律神経系の働きにより，一定の狭い範囲内に調整されている。これと全く同じ状態を保たなければいけないのか，そもそも糖尿病とはそれが維持できなくなった状態であり，ある程度までは許容されるのか，許容されるとすればどの程度なのか，これが大きな問題であった。

 これを科学的に証明する臨床試験が，2型糖尿病患者を対象とするものは1970年代後半にイギリスで開始され，1型糖尿病患者を対象とするものは1980年代にアメリカで始まった。その後，日本でも行われている。

 1型糖尿病患者を対象とした試験は，1983年アメリカで開始されたDCCT (Diabetes Control and Complications Trial；糖尿病のコントロールと合併症に関する臨床試験) である。

 本試験は1型糖尿病患者1,441人を対象にし，1日3回以上の頻回自己注射や頻回血糖自己測定，食事療法指導を行って血糖正常化を目指す強化療法群と，2回自己注射法（通常療法群）とにランダムに割り付けて合併症発症率の比較を行うというデザインであった。10年間にわたるフォローアップがなされ，強化療法群では慢性合併症の発症率が有意に低下し，網膜症を例にとると発症危険率を76％低下させることがわかった。

 2型糖尿病については新規診断例5,102人を対象とし，強化方針（SU薬あるいはインスリン治療）と従来方針（食事と運動療法）が慢性合併症の発症率に与える影響の差をみるための試験（United Kingdom Prospective Diabetes Study：UKPDS）が1978年に開始された。

 この試験は20年後の1998年に結果が報告され，強化方針群では，従来方針群に比較し網膜症は17～21％，腎症進展（アルブミン尿出現）は24～33％抑制

された。

　これら2つの試験,および日本の臨床試験(Kumamoto Study)によって,血糖値をどのくらいにコントロールしておけば糖尿病合併症を最も少なくできるかという基準値が明らかとなった。

　これらのエビデンスによって,糖尿病治療は,①高血糖の持続が慢性合併症を生む,②慢性合併症は血糖をコントロールすることで予防できる,③血糖コントロールは自己管理によって達成できる,という科学的3段論法を手に入れることができた。

　治療とその結果に関する臨床試験について長々と記載した理由は,われわれ臨床医が,その責任を賭けて,「このような治療が勧められますよ」と患者に提案できる方法や基準を得るためには,(少なくとも糖尿病に関しては)これほどの科学的厳密性と年月と労力とが必要であるということを伝えたいからである。

　このような科学的根拠に基づいた医療を evidence based medicine (EBM) と言う。この考え方は,1992年ガイアット(Guyatt G. H.)ら,および Evidence-Based Medicine Working Group によって新しい医療のパラダイムとして提出された[2]。

　彼らは,診断や治療法に関する臨床判断に当たって,医師の直感や,系統立てられていない臨床経験,あるいは病態生理学的合理性に基づいて決断することは不十分であって,臨床研究に基づく証拠(evidence)を吟味することを強調した。証拠とするデータがあるとしても,その研究方法が真に科学的に適切かどうかまで吟味したうえで,患者に適用するようにということである。

　この方法が臨床医学に適用されるようになって20年が経過し,その弊害も言われるようにはなった。確実なことを言うには10年以上の試験が必要ということになれば,新しい治療法はなかなか安心して推薦できないということにもなろう。しかし,糖尿病に関して言えば,つまり真の結果が出るまでには10年以上かかる疾患であることを考えれば,それは正しいことでもある。

　また,データを適用するうえで,それが証明できていることの範囲,あるい

は限界を心得ておくことも重要である。つまり,ひとつのデータはある特定集団における特定の結果に関する有効性を証明したにすぎないということである。その結果が有効なのは,その集団だけである。あるいは,特定の結果(指標)に対しては有効であるが,異なる指標に対しては無効か害になることもありうる(例:血糖降下に対しては有効だが,死亡率を高める)。

　以上のようなことに注意したうえで,診断と治療法の決定,あるいは治療法の推薦にあたっては,その根拠とするところが科学的にみてどのレベルであるのか,どの程度の確実度をもって患者に伝えることができるのかを,考えておくのが臨床医の責務である。

2．患者にとっての糖尿病

(1) 糖尿病はわからない

　糖尿病で血糖値がかなり高くなれば,急性症状としての口渇,多飲,多尿などが出る。しかし,2型糖尿病について言えば,多くはそのような症状が出る前に,検査値の異常として発見される。つまり,自覚的には何ともないが,健康診断では糖尿病と告げられたという状態が発生する。

　元来,病気であることは何らかの身体的苦痛ないしは異常をもって認知されていた。その時代には,医療者と患者は病気を共有できたと言える。しかしながら,現代では,症状はないが医学的には異常である—健常人との間に有意な違いがあり,それが健康状態を維持することの障害になる—という状態が病気と診断される。糖尿病,高血圧,脂質異常症(高脂血症)などがこれにあたる。

　歴史的には,病は単なる生物学的事実(正常からの偏倚)の集まりではなく,「ひとの苦悩(パテーマ)」であると考えられてきた。確かに,過去を振り返れば,幾多の感染症や機能障害はそのようなものであっただろう。しかし,検査値の異常で診断されたばかりの糖尿病のような疾患は,患者にとっては,「単なる生物学的事実(正常からの偏倚)の集まり」であって,そのものが苦しみを生むものではないことが多い[3]。

しかしながら,「病気である」と告げられることは,身体的な異常を感じなくても,苦悩(パテーマ)を生む可能性がある。症状がないうちから,「自己管理」という反論しがたい課題を与えられるのである。

(2) 自己管理をするということの難しさ

「糖尿病は治らないけれど,自己管理さえすれば合併症は予防できるし,糖尿病を持たない人と同じ人生が送れる」ということが,糖尿病治療の目標である。しかし,どうすればよいかわかっていてもできない人たちがいる。「これを食べれば(食べなければ)血糖値がよくなる,この運動をすれば,この薬を飲めば,このインスリンを打てば,血糖値は下がる」,それがわかっているのに,それらができない。従来その原因は糖尿病に関する知識や情報が不足しているからだと解釈されてきた。そういう場合もあるのは事実だが,多くはそうではない。知っているけれどもできない,したくないのである。

糖尿病治療は科学的には十分な根拠を持った。科学的に言えば,合併症の予防を目的とした治療法は実行されるはずである。しかしながら,実際にはその実行度は不十分である。そこに科学としての医学と実際の医療との乖離がある。なぜなら,科学は合理性—合理的人間を想定しているからであり,実際の人間はその通りには選択・行動しないからである。例えば食事療法(食事の仕方)はその個人の生活史に深く関連している。しかし,科学はそのような個々の複雑性をカバーしてはいない。

(3) 糖尿病を引き受けていくことの難しさ

「糖尿病はどのような病か」を考えていくと,現在は以上のように,(少なくとも初期の2型糖尿病においては)医療側と患者側の受け止め方にずれが発生することがおわかりいただけたと思う。医療者側は早い段階からの治療を勧めるが,「症状もないのになぜ」と治療に取り組めない患者もいる。この間の経緯について養老孟司氏は以下のように語っておられる[4]。

いまの医療の問題点は，患者さんの人生に対する必然性を与えることなく，医学的必然性で押すこと。それで，患者にとってどこまでもヴァーチャルな病気であって，「自分のことじゃない」という感じにさせられるのです。客観性と主観性の乖離ですけれども，その客観性がほんとうの意味の客観性ではなくて，医学的な価値観によるもの，はっきりいって他人の主観です。

3．食事療法に関連する要因

　自己管理の課題を食事に絞って考えてみる。食事療法をしようと思うかどうかということである。ある行動が起こるかどうか，継続するかどうかについて，3つの要因が関与している[5]（図1-1）。

(1) 心理的（内的）要因
　1) 考え方：ヘルス・ビリーフ（health belief；健康信念）
　患者が疾患（病気）をどのように考え（認知して）いるか。
　① 糖尿病の脅威の認識（以下の2つの要素に分類される）
　a) 糖尿病の重大性に関する認識：糖尿病が現在重大な問題を引き起こして

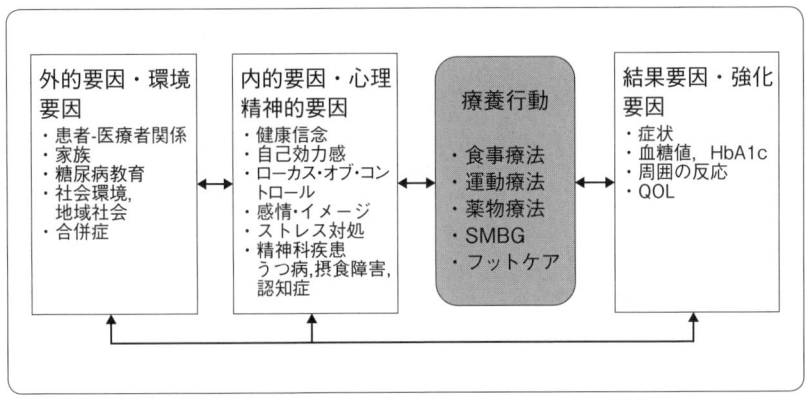

図1-1　糖尿病療養行動に影響する心理社会的要因

いるか？ および，将来起こってくること（合併症）が自分にとって重大な問題となると認識しているか。

b）合併症の起こりやすさの認識：現在の状態が続けば，あるいは高血糖が続けば合併症を起こす可能性が高いと考えるかどうか。

② 治療の有用性の認識：以下の2つの要素に分類される。

c）治療の利益の認識：（食事）治療をすることが糖尿病の脅威を減らすと考えているかどうか。

d）治療の不利益の認識：（食事）治療に伴う不都合や損失が大きいと考えるかどうか。

a, b, cに対する認識が強いほど，dの認識が弱いほど，対象とする自己管理（食事療法）が起こりやすいことが成人を対象とした研究で明らかにされている。

2）**感情**：以下のような事柄に対する感情（気持ちのあり方）

① 糖尿病に対する感情：糖尿病であることに対する怒りや後悔。

「なぜ自分が糖尿病にならねばならなかったのか」，「糖尿病は自分の人生を奪った」，「糖尿病さえなければ」，など，糖尿病であることを引き受けられないという感情。

② 治療に対する感情：治療に対する不安，不満や失望感。

「食事の楽しみや自由が奪われた」，「食事療法を続けることに疲れてしまった」など，治療に対する負担感情。

③ 周囲に対する感情：周囲の非協力，孤立感。

「糖尿病は恥ずかしい」，「家族の協力がない」など，周囲との関係に関する感情。

①，②，③の陰性感情が強いと食事療法などの実行度が低い。

3）**セルフエフィカシー**（self-efficacy；自己効力感）

セルフエフィカシーとは，ある特定行動を遂行できるという自信を言う。どうすればよいかを知り，それを実行できる技術と経験を持つことである。

4) ストレス

ストレスは本来外的な要因であるが，それをどのようにとらえ（認知），感じて（感情），対処するか（coping）が食事行動や血糖コントロールに影響する。ストレスに対して怒り，いらだち，不安などで反応する人は，血糖コントロールが悪化する。例としてストレスがかかると食べてしまうというような場合である。逆に，冷静に反応し，問題を解決していこうとする人では，血糖コントロールは影響を受けにくい。

5) 精神疾患

糖尿病にはうつ病の合併率が高いことが知られている。うつ病では感情，意欲，行動の抑制がみられるため，血糖コントロールは悪化するという報告が多い。また，1型糖尿病患者に摂食障害が伴うことが比較的多い。

(2) 環境（外的）要因

1) 家族および重要な関係者

家族が温かくかかわってくれる，支援してくれる，と患者が感じているほどコントロールがよい。逆に，家族は批判的，信頼がない，無関心である，と患者が感じるほどコントロールはよくない。

2) 医療者-患者関係

「患者が感じる問題点や治療上の話題を中心に話をする」，「いくつかの治療法の長所と短所について説明する」，「具体的な治療法について相談して取り決める」など，双方向的なやり方で治療を進めるほど，治療実行度や血糖コントロールがよくなる。

(3) 結 果 要 因

行動によってもたらされる結果は，もとの行動の開始や継続に影響する。

1) 血糖値など

食事治療をすれば血糖値がよくなり，しなければ悪化することが認識できれば強化となる。

2）症状および QOL

QOL（health-related quality of life）には，身体機能（歩く，走るなど），社会的機能（友人や地域との交流），役割（仕事や家事），精神的機能（活力，憂うつ，不安など），治療満足度，および身体症状などが含まれる。QOL（日常生活の質）は，治療による日常生活への影響を直接かつ総合的に表現している。これが低下すると治療は続かない可能性が高い。

3）周囲の態度あるいは報酬

周囲の反応が影響する。小さな進歩を評価し，できなければ目標を見直す。

4．食事療法と心の関係に関するデータ

食事療法の実行度と QOL を調べた研究がある（図1-2）[6]。それによると食事療法の実行度が高くなるほど，日常活動（日常の予定，学校活動，仕事，旅行

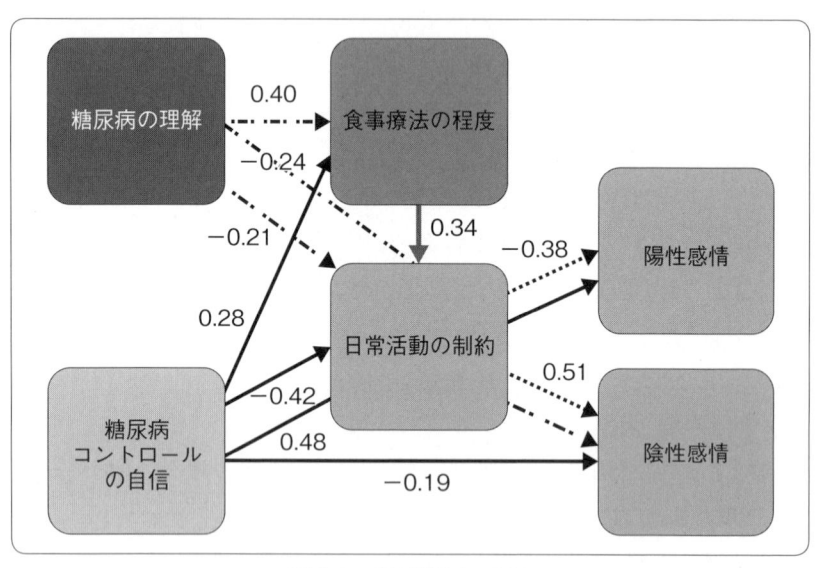

図1-2　食事療法と QOL
数字は相関係数。　　　　　　　　　　　　　　　　　（文献6より改変）

など)への制約が増える。そして,制約感が強いほど,陰性感情(憂うつ,不満足)は強く,陽性感情(満足感,充実度)は弱くなる。つまり,食事療法をしようとすると日常生活での負担が増え,気持ちの状態が低下する―すなわちQOLは低下するということだ。この結果は常識的に納得できるのではないだろうか。このままでは食事療法は続かない。

　食事療法が継続されるためには,この状態を逆転させる必要がある。その要素のひとつが,治療法に対する理解の程度である。なぜ治療をするのか,どのように治療するのか,あるいは自分にとってどういう意味があるのかを理解すればするほど,食事療法による制約感や陰性感情は減少し,陽性感情が増大する。もうひとつは自信である。糖尿病治療を継続し,血糖ならびに気分をコントロールしていけるという自信が制約感や陰性感情を減少させ,陽性感情を増大させる。

　糖尿病の食事療法の内容についての考え方は時代とともに変化してきた。エネルギー量,炭水化物・脂肪・蛋白質の割合,そのなかでの食品の選び方など,論争は今も続いている。糖尿病のような慢性疾患はその影響や重要な結果が出るまでに相当の時間がかかる。そのため,短期間で結果が得やすい代謝マーカー(surrogate marker),例えば,血糖値などの変動を長期的結果の代用とする研究も多い。特に,食事療法は長期的な臨床試験が難しい領域である。また,交絡因子も多く,なかなか優越性の証明はしづらいだろう。仮にある食事療法の優越性が証明されたとしても,食事ほど一人ひとりの選好に多様性があるものはないように思う。実際には,世界中の人が1種類の食事療法をするとは考えにくい。

　となれば,食事療法ほど,患者中心の治療(patient-centered approach)が適用されねばならない治療法はないと言える。

5．食事と愛情

　食事を考える時,それが単に栄養素あるいはエネルギーという科学的単位に

還元されるものではないし，単に血糖値（あるいは血圧やコレステロール）という量に反映される「物質」ではないという理解が重要であると思う．つまり，食事（食品）は単に機能だけで片づけられるものではないと思われる．

　この面に関して，精神分析の領域では「食は愛情に近い」ことが言われている．食事療法を進める際には，このことを思い出す必要がある．また，愛情は食事からだけ得られるものでもないことも．精神分析医北山　修氏は以下のように述べている[4]．

　多くの人間が，食べ物を得ることと愛情を得ることを等価と考えていると思うのです．それは，原点においてそうだからです．母親の愛情は食べ物と一緒にやってくる，ミルクと一緒にやってくるのです．

　そこで生まれるものが attachment です．「愛着」と訳される場合もありますし，「絆」とか「つながり」と呼ばれる類（たぐい）のものです．これが，人間の基本的信頼感＝basic trust の基となります．・・・・中略・・・・．

　ところが，ここで学ばねばならないのは，本当に大変なことだと思うのですが，「愛情は食べ物からくるのではないんだよ」と．愛情は，接触や温かさであり，安心感であり，やわらかさであるということを再学習せねばならない．

文　献

1) 日本糖尿病学会（編）：糖尿病治療ガイド 2014-2015．文光堂，2014．
2) Evidence-Based Medicine Working Group：Evidence-based medicine：a new approach to teaching the practice of medicine. *JAMA*, 1992；268：2420-2425.
3) 川喜多愛郎：近代医学の史的基盤．岩波書店，1977．
4) 石井　均：病を引き受けられない人々のケア　「聴く力」「続ける力」「待つ力」．医学書院，2015．
5) 石井　均：糖尿病医療学入門．医学書院，2011．
6) Watkins K. W., Connell C. M., Fitzgerald J. T., et al.：Effect of self-regulation of diabetes on adult's quality-of-life outcomes. Diabetes Care, 2000；23：1511-1515.

第2章
摂食障害にみる「食と心」

生野 照子*

　摂食障害は culture-bound syndrome といわれ，社会文化的な影響を大きく受ける病態である。現代において，幅広い年代で発症が増加し，小児から中年層にわたる common disease となっている。本症は精神疾患に位置づけられているが，病状は，「食」を中心として精神・行動・環境が絡み合うように進行するので，多面的な治療や対応を必要とする。

1．摂食障害とは

　アメリカ精神医学会の『DSM-5 精神疾患の診断・統計マニュアル』[1]において，摂食障害は「食行動障害および摂食障害群（Feeding and Eating Disorders）」に位置づけられている（表2-1）。この群は，摂食または摂食に関連した行動が持続的に損なわれる障害であり，発症によって栄養の摂取や動態が異常になり，心身の健康や社会的機能に支障が生じるものである（図2-1）。
　この群のうち，摂食障害（Eating Disorders）に含まれる主たる病態は"神経性やせ症"，"神経性過食症"，"過食性障害"である。

＊　社会医療法人弘道会　なにわ生野病院心療内科

表2-1 摂食障害の分類（DSM-5）

Feeding and Eating Disorders	食行動障害および摂食障害群
Eating Disorders	摂食障害
Anorexia Nervosa	神経性やせ症/神経性無食欲症
Restricting type	摂食制限型
Binge-eating/purging type	過食・排出型
Bulimia Nervosa	神経性過食症/神経性大食症
Binge-Eating Disorder	過食性障害
Other Specified Eating Disorder	他の特定される摂食障害
Purging disorder	排出性障害
Night eating syndrome	夜間食行動異常症候群
Unspecified Eatig Disorder	特定不能の摂食障害

（1）神経性やせ症/神経性無食欲症（Anorexia nervosa）[1]

神経性やせ症には以下の3つの特徴がみられる。
① カロリーの摂取制限を持続的に行っている。
② 体重増加または肥満への著しい恐怖，または体重増加を防ぐための代償行動が続いている。
③ 体重や体型に関する認知の歪みがある。

したがって，本症をもつ人たちは標準体重の正常下限を下回る体重であり，小児であれば必要な体重増加がみられず，最低体重を下回ることになる。体重増加することや肥満することへの頑強な恐怖があるため，その"やせ願望"は顕著に体重減少しても緩和されず，むしろ増大するほどである。

また，神経性やせ症の人たちの自尊心・自己評価は，体型や体重に極めて強く影響されている。例えば，体重減少することは自己コントロールの成功とみなされ，体重増加は自己コントロールの受け入れがたい失敗とみなされる。また，体重や体型についての認知が歪んでいて，ガリガリにやせていてもまだ太っていると感じる人も多い。あるいは，やせていることは認識していても，大腿部などの特定の部位が"太りすぎ"だと思っている人もいる。そのため，頻回に体重測定したり，何度も体型について家族に確かめるなどの強迫的行為がよく現れる。

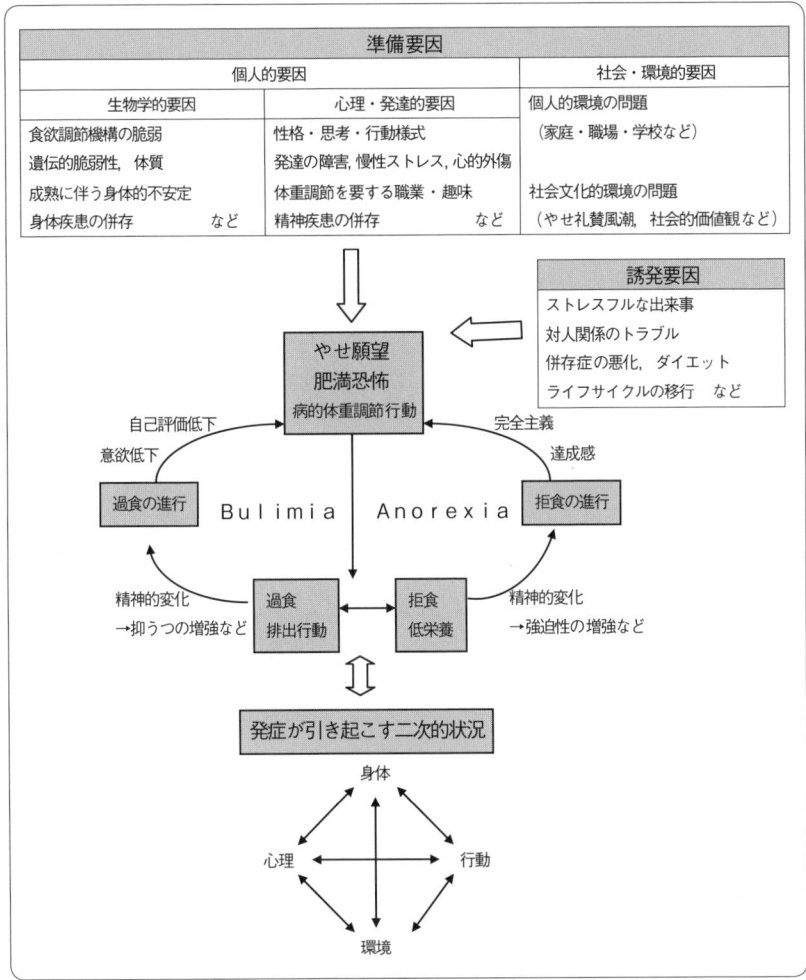

図 2-1　摂食障害の発症と進行

　その他よくある特徴は，社交不安，無力感，二分思考，完ぺき性，アルコールや薬物依存，衝動性制御の困難，過活動などである。
　本症をもつ人たちは自分が病気であることや，るいそう状態の重篤性を自覚することは少なく，しばしば「単なるダイエットをしているのだから，自分の

気持ち次第で体重を増やすことができる」と考えている。しかし，病気が長引くにつれて低栄養状態が全身の臓器に影響を与え，さまざまな身体的合併症をもたらすようになってくる。同時に，低栄養状態は精神面に対しても悪影響を及ぼし，抑うつや強迫性が強まるため，さらに体重や体型にこだわるという悪循環が形成されることになる。

ほとんどの神経性やせ症は思春期・青年期に始まる。しかし近年では発症年齢が拡がり，小学生や中年期の発症も珍しくなくなっている。病気の経過としては，神経性やせ症の大半が発症後5年以内に寛解するが，死亡率は約5％であり，自殺は年間10万人当たり12人と報告されている。

（2）神経性過食症/神経性大食症（Bulimia nervosa）[1]

神経性過食症とは，以下の3つの特徴がみられる病態である。

① 過食エピソードが反復する：過食エピソードとは，他とはっきり区別される時間帯に，ほとんどの人が同様の状況で同じ時間内に食べる量よりも明らかに多い食物を食べることである。過食は自分でコントロールできず，食べないでいたり，いったん始まれば食べるのをやめたりすることができない。

② 過食による体重増加を防ぐために不適切な代償行動を繰り返す：過食および不適切な代償行動は平均して3カ月間に少なくとも週1回は起こっている。

③ 体型および体重によって自己評価が過度に影響を受けている。

本症をもつ人は，体重増加を防ぐために不適切な代償行動を繰り返すが，これらの行動は排出行動（パージング）と呼ばれる。嘔吐は最もよくみられるが，過食後の身体的不快感や体重増加への不安を軽減する手段となる。ときには，嘔吐自体が爽快感を伴うようになって，吐くために過食する場合がある。その他のパージングとしては，緩下剤や利尿薬の乱用，やせ薬や甲状腺ホルモンを服用することもある。また，体重増加を防ぐために絶食をしたり過剰な運動を行ったりすることもある。過食と過食の間では低カロリー食でダイエットに励

んでいることが多いが,体重は一般に正常体重または過体重の範囲にある。排出行動の結果,電解質の異常が起こって,不整脈などの合併症が生じることもある。

多発年齢は青年期または成人期早期であり,強いストレスが誘因となることがある。死亡率は10年間で約2%である。発症のリスク要因は,体重への強い関心,低い自己評価,抑うつ,社交不安症,小児期の過剰不安,被虐待体験などが指摘されている。精神科的併存症(双極性障害群,抑うつ障害群,不安症群,パーソナリティ障害など)が重症である場合は,長期的転帰が悪くなりやすい。アルコールや薬物依存も伴いやすい。

(3) 過食性障害 (Binge-eating disorder)[1]

過食性障害の特徴は,過食エピソードを繰り返すことである(平均して3カ月の間に少なくとも週1回の頻度)。ただし,神経性過食症とは違って,過食後の排出行為はみられず,過体重や肥満と関連しやすい病態である。

過食はストレスやダイエットに伴うネガティブな気分,退屈などを軽減する効果があるが,結局は自己評価の低下や無力感を強めることになる。こうした過食は青年や大学生によくみられ,"間欠的な暴食"が摂食障害の発症につながる場合がある。

2. 摂食障害の現状

(1) 発症の増加

摂食障害は,現代において著しく増えている慢性の難治性疾患である。おもに若い女性が罹る病気であるが,社会の"やせ礼賛風潮"によって発症年齢が拡がり,児童や既婚女性,さらに男性の発症も増えており,特別な人だけが罹る病気ではなくなっている。

表2-2　小児の摂食障害発症の増加（アメリカ）

12歳以下の小児が摂食障害で入院治療を受けたケース
1999年→2006年
119%に増加した

Agency for Healthcare Research 調査。

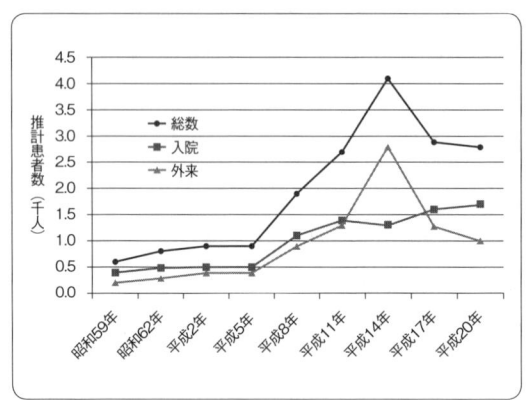

図2-2　摂食障害の推計患者数

表2-3　神経性やせ症の死亡率

・神経性やせ症で入院を要した人は，10%以上の死亡率
・神経性やせ症の若い女性は，そうでない同年齢女性より12倍死亡しやすく，自殺は75倍

　Senate Committee on Health, Education, and Pensions.

（2）わが国の摂食障害治療の現状

　わが国はアメリカやイギリスなどと並ぶ摂食障害の多発国といわれている。発症者数は，年間23,000人程度と推測されているが，実態はもっと多いと思われる（図2-2）。しかしながら，公的専門治療機関が皆無であるという驚くべき状況に置かれており，専門とする治療者数も限られているので，患者や家族は治療機関を求めてあちらこちらを駆け回らねばならないのが現状である。摂

食障害のなかでも神経性やせ症は死亡率が高く，早急な対応が要請されるところである（表2-3）。

（3）発症による社会的損失

　摂食障害は発症すると身体・精神・行動が相互に影響しながら悪化し，本人の意志や努力だけでは改善しにくい状態になり，長期化しやすい。その結果，自己評価の低下，抑うつ，自傷行為，自殺企図などの問題行動を生じたり，低栄養状態によるさまざまな身体合併症が生じ，結果的に学業や社会的活動，あるいは対人関係が著しく阻害されるようになる。特に成長期の小児の場合は，心身への悪影響が甚大であり，発育・発達が遅れたり，低身長などの後遺症や社会不適応を招いたりすることがある。発症すると，家族の負担も極めて大きく，総体として社会的な損失が顕著であるといえる。海外では，「摂食障害は公衆衛生上の問題」として認識され始めている（図2-3）。

（4）男性の摂食障害

　男性の摂食障害は増える傾向にあり，男性にも痩身願望が強まっている風潮が一因と考えられる。

　発症する男女比は女性10〜20人に対して男性は1人とされ，ほとんど女性特有の病気と見なされているため，男性はなかなか摂食障害であることを言い出せず，早期治療が行いにくい状況である（図2-4）。また，病状も女性と少し異なっており，男性は"体重"よりも"体型"にこだわる場合が多く，引き締まっ

> Eating Disorders Are a Growing Threat to Public Health
> Senate Committee on Health, Education, Labor and Pensions

図2-3　摂食障害は公衆衛生上の問題

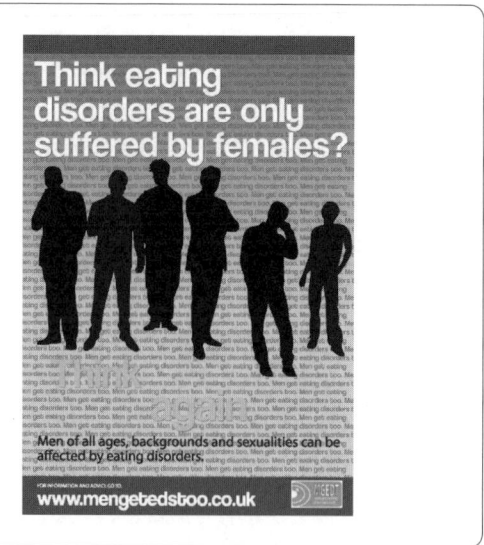

図2-4 MGEDT(Men Get Eating Disorder Too)のキャンペーンポスター
「摂食障害は女性だけの病気？」と書かれている。

た無駄のない身体を希求することが多い。したがって，過剰な運動に陥る"運動依存症"が生じやすいことに注意が必要である。医学的療法や心理療法，栄養指導などで回復に向かうが，男性患者に対する周囲の理解やサポートが少ないのが一番の問題点である。特に，若い運動選手の発症が多いため，男性にも発症することを社会に啓発する必要があり，スポーツコーチや学校のクラブ顧問への啓発が望まれる。

3．摂食障害の経過

(1) 摂食障害の発症要因

発症の原因は複合的であるが，リスクファクターを表2-4に示す。なかでも，完ぺきを期す，融通性がなく二分思考，他者優先思考などの性格傾向や，慢性ストレスによる居場所のなさ，孤独感，生きづらさ感などが準備要因になるこ

> **コラム**
>
> ### 男子の摂食障害の症例
>
> 　高校 2 年の A 君は，陸上クラブ顧問から「体重管理がなっていない」と叱られ，懸命にダイエットをするようになった。間食を止め，糖分や脂肪分を減らすと，体重はすぐに下がり始めた。すると，身体が軽くなって記録が伸びるようになり，気持ちにもハリが出てきて，仲間から称賛されるようになった。A 君はこの体型をキープしようと必死になり，食事管理はどんどん厳格になり，運動量も増える一方。しかし，体重増加や体型が崩れることへの恐怖感はさらに強くなり，少しの間もじっとしていられず，強迫的に運動や筋肉トレーニングを続け，学校を欠席してスポーツジムに通う日々となった。しかし，このような無理が長続きするはずはなく，ある日，食欲にリバウンドが生じた。その日から A 君は大量の食物を食べては吐くようになり，家族に付き添われて受診し，摂食障害と診断された。その後，本人面接を行うとともに，クラブ顧問や担任，家族とも「男子の摂食障害」について話し合いを重ねた。治療者と学校が連携して対応することで軽快に向かった。

表 2-4　摂食障害発症のリスクファクター

- 女性
- 身体への不満足感
- 体重コントロール行動（ダイエットなど）
- 体重調節を必要とする職業や趣味をもっている人
  （ダンサー，モデル，運動選手など）
- 食事療法を要する慢性疾患（糖尿病など）
- 低い自己評価
- ストレスフルな出来事や環境
- 達成困難な発達課題
- 社会的・対人的不適応や過剰適応
- 急激な環境変化
- 喪失体験やトラウマ
- 家族機能不全
- 家族の既往
- 性格傾向（完ぺきを期す，二分思考，他者優先思考）
- 居場所のなさ，孤独感，生きづらさ感など
- その他

とが多い。また，かつては"思春期やせ症"と呼ばれたように，若者の場合は思春期心性的な"依存と自立の葛藤"が背景にあることも少なくない。

双極性障害，抑うつ障害，自閉スペクトラム症，注意欠如・多動症，強迫症，

表2-5 摂食障害の症状

身体的検査の異常	白血球減少，貧血，汎血球減少，脱水，低血糖，低血圧，低体温，肝機能異常，低タンパク血症，電解質異常（低ナトリウム・低カリウム血症，低クロール血症など），コレステロール値上昇，T_3低下，CPK上昇，血清アミラーゼ上昇，尿タンパク陽性，尿素窒素の上昇，副腎皮質機能亢進，基礎代謝低下，出血傾向，神経内分泌負荷試験の異常，血漿エストロゲン低下（男性ではテストステロン低下），視床下部-下垂体-性腺系の異常，心電図異常（徐脈，低電位差，QT時間延長，T波異常），脳波異常（代謝性脳症による全般的異常），脳画像異常（脳萎縮），心陰影の縮小　など
身体症状と合併症	特に低栄養による症状： 　るいそう，無月経，初経の遅れ，徐脈，不整脈，耐寒性低下，便秘，腹痛，腹部不快感，腰痛，上腸間膜動脈症候群，全身倦怠，皮膚乾燥，産毛密生，四肢浮腫，動悸，めまい，失神発作，痙れん，筋力低下，脱毛，カロテン血症，味覚障害，腎・肝障害，末梢神経麻痺，末梢循環不全，低身長，成長発達遅延，睡眠障害，骨粗鬆症，骨折，骨成長停止，心嚢液貯留，僧帽弁逸脱　など 特に過食/排出による症状： 　電解質異常，心機能不全（不整脈など），筋脱力感，唾液腺・耳下腺腫脹，胃炎，胃拡張，胃穿孔，食道炎，口角炎，食道裂傷，気胸，気縦隔，皮下気腫，大腸機能低下，直腸脱，虫歯，歯のエナメル質脱落，手の吐きダコ，結膜充血　など
精神・行動の症状	摂食障害行動の異常（拒食・過食・排出行動・夜間摂食・隠れ食い・盗食・食物保存・弧食・儀式的行為など） 不安，抑うつ，無気力，引きこもり，焦燥，過活動，性的逸脱，性的関心の減退，強迫性（食物に関する強迫観念・強迫行為），反社会的行為，自己評価の低下，固執的な考え方，数的な固執，社会的自発性の低下，完ぺき主義，主体性や情緒の感情表現の少なさ，人格障害，衝動制御の低下，アルコール・薬物乱用，気分易変性，自傷行為，自殺企図　など
飢餓状態が精神に及ぼす影響	過活動，気分易変性，抑うつ，不安，焦燥，強迫性固執性，集中・記憶・決断・理解の低下，意欲・自発性の低下，感情交流の減少，自己中心的思考，融通性の低下，衝動制御の低下，認知の歪み　など

表2-6 拒食・過食に伴いやすい心理機制

拒食期："怖れ"→"虚勢"に転化しやすい	過食期："怒り"→"行動化"に転化しやすい
・周囲の関心や保護を失うのではないか ・自己コントロールできなくなるのではないか ・抑えている感情が押し寄せるのではないか ・本来の自分を知られるのではないか ・専門家に介入されるのではないか ・適応方法としての摂食障害を失うのではないか ・油断すれば体重増加するのではないか	・減量に失敗し，周囲の人よりやせていないこと ・食べ物がないとやっていけないこと ・異常な摂食行動を続けていること ・治療が必要なこと ・破綻した日常生活や社会的行動，家族関係 ・周囲に心配や迷惑をかけている存在であること ・絶えず愛を求めていること ・自分の怒りを理解しない周囲 ・自分，病気，他人への怒り

不安症，解離症，統合失調症スペクトラム障害，パーソナリティ障害，心的外傷およびストレス因子関連障害，物質関連障害などの精神疾患が背景となって発症することもよくある。こうした併存障害がある場合は，病期によってどちらかが優勢になることもあるので，十分に検討して治療にあたる必要がある。特に強迫症の場合，摂食に関連しない強迫行為が顕著になる時期には，体重や体型へのこだわりが軽減するというケースが少なからずある。

（2）摂食障害の症状

摂食障害にみられる症状は，身体症状，精神症状，行動異常と多彩であるが，それぞれが影響しあって悪循環するので，病気が遷延しやすい結果になる（表2-5，2-6）。

（3）摂食障害の病態発展

摂食障害は多様な要因が相互影響しながら悪化するので，病態発展のメカニズムを統括的に理解する必要がある。そして現症を"病気の流れ"に応じて検討することが悪化を防ぐ方策につながる。

摂食障害のプロセスは，典型的な場合，5期に分けて考えることができる。

表2-7 摂食障害の病期と治療方針

①発症初期	準備要因に誘発要因が重なって発症に至り，"やせ願望"が病気の中核として固まっていく時期
	栄養や摂食に関する正しい知識を伝えて，治療意欲を高め，治療関係を構築する。誤った体重調整がもたらす弊害を説明し，疾病教育を行う
②発症中期	やせ願望や肥満恐怖が強くなって病的な体重調節行動が増悪し，拒食や過食が悪循環を起こしながら強まる時期
	摂食行動異常が引き起こす心身の悪循環について心理教育を行い，栄養状態や低体重の改善をめざす。その過程を通して，認知・体重や体型へのこだわり・ボディイメージ・自己評価などの是正を進める
③発症後期	発症が引き起こす二次的状況が拡大し，病状が肥大する時期。身体症状（合併症など）・心理状態（認知の歪みなど）・問題行動（強迫行動など）が，環境要因（家族など）を巻き込みながら悪化する
	発症に関連する精神的問題や葛藤の解決をめざし，問題解決技能の向上を図る
	合併症を治療し，健康的な摂食行動を再建する
④遷延期	さまざまな遷延要因が関与して長期化する時期
	遷延要因を見定め，問題解決を図る
⑤回復期	主要な問題が解決して回復に向かう時期
	回復への後押しと，再発予防教育を行う

それぞれの病期の特徴と，治療方針を表2-7にまとめる。

4．摂食障害の治療

(1) 心身医学的治療のポイント

　心身医学的治療で行われる治療は，栄養状態や体重の再建，合併症などの身体的治療，精神的療法（精神分析的療法，カウンセリング，短期精神療法，認知行動療法，家族療法，芸術療法，心理教育など），家族援助，ソーシャルワーク，生活指導，栄養学的指導などである。なかでも心理教育的アプローチは，過去よりも今後に視点を向けて，現在の疾病体験を活用しつつ，有効で好ましい方法を学習する治療法である。個人あるいは家族，個別あるいは集団に用いられ，摂食障害における発症初期の教育的治療や，中期の遷延化予防，回復期の再発

予防などに重要視されている。

　薬物療法としては，神経性やせ症に著効する薬物はないとされ，神経性過食症には選択的セロトニン再取込み阻害薬（selective serotonin reuptake inhibitors：SSRI）やセロトニン・ノルアドレナリン再取込み阻害薬（serotonin & norepinephrine reuptake inhibitors：SNRI）が使用されている。ただし，2004年の NICE（National Institute for Clinical Excellence）ガイドライン[2]では，"抗うつ薬はときに有効であるが，それだけでは寛解に至らない。思春期の神経性過食症では，薬物療法（抗うつ薬）を第一選択あるいは唯一の治療法として使うべきでない"と警告されている。

（2）病期に応じた摂食障害の治療[3]
1）発症初期の治療
a　治療のポイント　　発症の準備要因に誘発要因が重なると，現代の社会風潮を背景としてやせ願望や肥満恐怖が強化され，病的な体重操作が出現しやすくなる。

　その際，本人に抑止力となる予防的知識があったり，早期治療が行われる場合には，病気の進行を食い止めることが可能である。しかし多くの場合，本人や家族は摂食障害の知識を十分に持っていないため，ガイダンスや疾患教育をていねいに行う必要がある。例えば著者らは，発症初期の患者を対象としたオリエンテーショングループを作り，計3回のミーティングを実施している（表2-8）。その際には資料を配布して医師と心理士が説明し，参加者同士の意見交換も交えて治療意欲の向上を図るようにしている。

b　心理教育的アプローチ　　発症初期では，精神的問題への介入を急がず，まずは本人と治療者が一緒になって"病気に対峙する"という姿勢をとり，病気と本人とを切り離して考える方向性を示す。

　その第一歩として，本人や家族にとって目下の問題である"食事や体重"を治療課題として取り上げる（表2-9）。摂食ノートの記載を勧め，食事内容，摂食量，時間，日々の心理状態や対人関係などを書いてもらう。外来では記載内容

表2-8 発症初期のオリエンテーション

オリエンテーションの主目的：
病気の理解を促すこと，治療の必要性と有効性を知ること，今後への希望をもつことであり，これらを通して治療への動機づけを強めることである

オリエンテーションの方法：
- 受診したことを評価する
- 今後の治療の必要性を説明する。やせ願望や肥満恐怖については社会的風潮を含めて話し，共感的に受容する
- 治療目的を明らかにする。「治療の目的は，引き締まった身体になること」「そのためには，栄養のバランスをとって健康的なダイエットに変更すること」「その方法を身につけること」など，ダイエットと関連させながら説明する
- 専門的知識を解説する。筋肉の働き，新陳代謝や摂食中枢のメカニズム，タンパク質の必要性などについて話す
- 誤った体重調節を続ければどういう状態になるかを説明する。特に，むくみ，下腹部の突出，脱毛，皮膚乾燥，歯牙の変化，冷え性などを例にあげつつ，合併症や後遺症の可能性について言及する
- 治療すれば軽快に向かい，いまなら完治しやすい時期であることを伝える
- 心理的な問題に対しては，本人の気持ちを汲み取りつつ，必要に応じて何事でも相談にのる用意があると話す
- 治療方法や治療者の役割について説明する。強引に体重増加を図るのではなく，本人の意思を尊重しながら治療を進めることを伝える
- 罹病体験のマイナス面のみでなく，プラス面にも言及する。病気を克服する体験は人間的な成長につながることを伝えて，スティグマを減少させ，自己評価を低下させないように図る

表2-9 発症初期の栄養指導

拒食の是正：
摂食を強制せず，治療関係を深め，疾病教育を進めることを第一とする。「食べたい物を食べられるだけ，ただし，よく味わって」と指示して，空腹感を刺激するように図る

過食の是正：
過食が精神面を支えている面があるので，一挙になくそうとせず段階的な解消をめざし，「摂食量や品目を問わない，ただし，ゆっくりよく噛んで」と指示する。そして，「ゆっくり味わうことは満腹感を刺激する効果がある。いま過食を止められなくても"過食を利用して過食を治す"治療方法を行いましょう」と説明し，過食や排出による自己評価の低下を防ぐ

に関連する話題に触れ，現状に即した具体的なアドバイスを与えて，治療関係を深めていく。ただし，記載することに過度にこだわる場合，精神面に触れられることに抵抗がある場合，食行動異常を書くと自己嫌悪感が強まる場合などは実施せず，面接で話し合うだけにする。

2) 発症中期の治療

a 治療のポイント　食行動－身体－精神の悪循環を低減させることが中期の治療目標である。

　拒食の場合は，拒食状態による低栄養が強迫性などを強め，さらに食行動の異常をエスカレートさせるという悪循環が発生する。また，数字として明確に示される体重減少が自己コントロール感や達成感につながり，減量をめざしたいという気持ちを強める。

　過食の場合は，食べては排出する行動を続けることで自己評価が低下し，過食で紛らわしたいという気持ちが強まり，その結果，抑うつが強まって過食への逃避が増えることになる。こうした悪循環を断つためには医療，栄養，心理などからの具体的助言が必要である。本人の日常生活行動を詳しく把握して無理のない"食行動の再建方法"を提示し，実行に応じて賞賛したり励ましたりする（表2-10）。

　病的体重調節行動の悪循環は，強い"やせ願望"と"肥満恐怖"から生じてくるが，拒食によくみられる"もっとやせたい"という"やせ願望"と，過食によくみられる"太りたくない"という"肥満恐怖"とは区別して考えなければならない。やせ願望は"低体重願望"であり，自分の存在価値と強く結びつき，時には生命の維持よりも"極度なやせ"を選ぶ。これに対して"肥満恐怖"は，嗜癖的で強い"過食願望"が存在するため，ある程度の体重を受け入れているが，肥満になるのは絶対に避けたいという気持ちであり，その結果として代償行動が付随することになる。

b 心理教育的アプローチ　中期は，摂食や体重・体型をコントロールすることが"自己評価"と強く結びついている時期である。心理・発達的な課題も自己評価に影響を与えるので，"ボディイメージの是正"，"認知の是正"，"コー

表2-10 発症中期の栄養指導

拒食の是正：
　栄養・献立指導を行い，"計画的な摂食"を進める。最初は摂食量よりも食品のバラエティーを増やすように指導し，封印している食欲を解放していく。徐々に量的な増加がみられれば，急激な体重増加が生じないように留意し，ゆっくり段階的に"体重に慣れる"ように進行する。この時期に体重増加を焦ると，治療の中断が起こりやすくなる。経口栄養剤・制限食などが好まれる場合には，献立指導に導入する

過食の是正：
- 食事を4回くらいに分割し，①夜間の過食を避けること，②できるだけ外出して，持続的過食を防ぐこと，③外食や宅配食を利用して，"つねに献立を考えている"という状態を緩和すること，④過食以外のときに食事制限しないこと，など，個別状況に応じてアドバイスを与える
- 食べ方の指導
　　第一段階："過食量は問わず，目印でストップする練習"を行う。目印は特定の食品，一定の時間などに決める。ストップする練習は過食をコントロールするために極めて有意義である。
　　第二段階："過食量の減少，あるいは間隔を広げる練習"を行う。これも過食コントロールの重要なステップとなる。週に何度かの"休過食日"を作ったり，過食費用を制限して"過食貯金"を始めたりなど状況に応じて工夫するが，治療者からの支持を受けつつ行うのが効果的である。小さなコントロールの積み重ねが本質的な有能感を養い，回復につながることが多い

　中期では，食行動の是正をめざして具体的なプログラムを立て，栄養学的カウンセリングを併用する。

ピングスキル"，"同一性・社会性発達"などをテーマとして心理教育を実施する。

3）発症後期の治療

a　治療のポイント　　後期では，発症によって二次的にもたらされる状況が拡大し，イルネスネットワークを作って症状を悪化させる時期である。この時期には"感情の両価性"が顕在化しやすいため面接時間を十分にとって話を聞く必要がある。本人がネガティブな感情を表出できるように，根気よく受容的に話し合うようにする。

　摂食障害は"全か無か"という完ぺき性・両極性が拒食⇔過食という形に象徴され，両極をとる病態である。したがって，回復への道のりはそれらを統合す

る過程であるといえ，病気を手がかりとしてゆっくりと統合させ，物事を"ほどほど"，"時に応じて"受け入れるスキルを身につけるようにする．心理面接では，両価性を利用して行動変化を期する面接"Motivational interviewing"が推奨され，行動や感情のプラスとマイナス両面を検討して情報を与えていくのがよいとされる．

行動面に関しては常識外の理解を要する場合も多いが，拒食期・過食期に特有の"怖れ"や"怒り"など潜在的な心理機制を踏まえると，治療方針を設定しやすい．

b　心理教育的アプローチ　　後期では，「自己評価と体重・体型とを切り離して考えること」「摂食行動のコントロールと，自己コントロールを切り離して考えること」がテーマとなる．これは，治療の最終目標でもある（表2-11, 2-12）．

表2-11　治療のゴール

体重・体型と自己評価を切り離すこと		
体重・体型		自己評価
やせている	≠	意味ある私，秀でた私
やせていない	≠	意味ない私，劣った私
摂食行動のコントロールと自己コントロールを切り離すこと		
摂食行動のコントロール		自己コントロール
食べない	≠	コントロールできている，強い私
食べてしまう	≠	コントロールを失った，弱い私

表2-12　発症後期の栄養指導

拒食の是正：
　"摂食の自立，社会行動の拡大"をめざす．摂食と楽しさを結びつけるように，外食や旅行などを含めた総合的な生活指導を行う

過食の是正：
　拒食と同様に，"自立した摂食"をめざして，生活スケジュールを作成し，社会的行動を増やすようにする

　食べることだけを注視せず，多少の食行動異常が残っていても生活行動を充実しようという方向でアドバイスする．

できれば個人療法にグループ療法を組み合わせると，相互学習の効果がみられる。

4）長期化した場合の治療

長期化した場合の心理教育的アプローチは，摂食障害の遷延要因や適応機制を検討し，やせや病気に固執する Eating disorder voice, Anorexic voice, Bulimic monster などと呼ばれる Inner voice に抵抗する方法を見つけるようにする。

この時期は，周囲のサポートが大切な時期である。サポートによって本人の自信と社会的な受け入れが整えば，将来への方向性を見出して回復へと向かうことができる。また，自助的グループが大きな役割を果たす場合がある。

5）回復期の治療

回復期には，回復への後押し教育（治りたくないという気持ちと戦うこと）と，再発防止教育が必要である（表2-13）。

発達論からみた"回復"とは，「ある時期から突発的に生じるのではなく，発症時からの継続的なプロセスとして生起する状態」といえる。小さな前進の徴候は発症時から絶え間なく起こっているのであり，周囲や治療者はその前進を敏感に察知して見逃さず，細やかに評価していくことが重要である。こうした前向きのフィードバックが本人の意欲を奮い立たせ，回復へと導くことになる。ただし，回復は「病気という防御・回避手段を手放して，社会的に独り立ちしていくこと」を意味し，勇気と決意がいることである。したがって，心理的・対人的・社会的に"回復後もやっていける"という見通しをつけることが肝要である。見通しは成功体験の延長線上として得られるものであり，これまで

表2-13　回復への力

- よくなろうと決意する意志力
- 不適切な環境の改善・脱出
- とことん病気に飽き，変化する準備ができること
- 治療者から無条件で受け入れられ，理解されること

(Berg K.M., 2002)

の罹病体験を向上的に評価していく方法が有効である。また，回復後の生活スケジュールを立て，健康であることの楽しさを味わえるように計らう。なによりも周囲のサポートが回復を支え，再発を抑える役割をするので，家族の理解と協力を求めて，焦らずに本人を見守る態勢をつくるようにする。

文　献

1) 高橋三郎，大野　裕（監訳）：DSM-5 精神疾患の診断・統計マニュアル．医学書院，pp.323-347, 2014.
2) Agras WS., et al.：Report of the National Institutes of Health workshop on overcoming barriers to treatment research in anorexia nervosa. International Journal of Eating Disorders, 2004；35（4）；509-521.
3) 生野照子：「摂食障害の最新治療—心療内科の立場から」．摂食障害の最新治療（鍋田恭孝編著）．金剛出版，pp.67-84, 2013.

第3章
肥満症患者の「心と行動」

上原美穂[*], 乾　明夫[*]

1. はじめに

　食べることはヒトにとって基本的な欲求のひとつである。しかし，実際の摂食行動は，飢えや渇きだけで生じているわけではない。おいしいものは食べすぎるし，空腹ではなくても目の前にある食べ物を無意識的に口にしていることも少なくない。われわれヒトにとって摂食行動は楽しみであり，慰めでもある。怒りや不安を和らげ，社交の手段となる。"食"は生得的・本能的で生命維持の最も基本的な行動であるが，ヒトにとって多様な意味があるが故に問題を引き起こす場合もある。

　人類は進化の過程で，飢餓に耐えて生き延びるために，エネルギー消費を抑え，余分なエネルギーを脂肪として身体に蓄積するメカニズムを獲得してきた。しかし，そのメカニズムは豊かな食環境においてはマイナス要因となっている。必要以上のエネルギー摂取や運動不足のため肥満を呈する人が増加しているのである。

　肥満はさまざまな健康障害を引き起こすにもかかわらず，近年急激に増加しており，世界的な問題となっている。世界保健機関（World Health Organization：WHO）は，2015年までに過体重者が23億人，肥満者は7億人に達する

---

[*]　鹿児島大学大学院医歯学総合研究科心身内科学分野

と推察している。日本における肥満の概念は欧米とはやや異なるが，食生活の欧米化により現在，日本人の4人に1人は肥満であるといわれている。

治療の対象となる肥満症は，個人の健康障害や生活の質（quality of life：QOL）の低下を招いてしまうだけでなく，労働力の損失など社会にも大きな影響を及ぼすため，早期介入が重要である。

本章では，肥満症および肥満症者の行動特徴を概説し，肥満症に対する心身医学的アプローチおよび予防について述べる。

2．肥満症とは

日本肥満学会では，肥満の程度・状態を表す指標として"肥満"を「脂肪細胞が過剰に蓄積した状態で，BMI 25〔body mass index（BMI）＝体重（kg）÷身長（m)^2〕以上のもの」と定義し，肥満度はその程度により6段階に分類される（表3-1）。さらに同学会では，"肥満症"を「肥満に起因ないし関連する健康障害を合併するか，その合併症が予測される場合で医学的に減量を必要とする病態」と定義し，肥満症を疾患単位として扱っている（表3-2）。つまり，ただ単に体重が重いという"肥満"と，治療対象となる"肥満症"を区別しているのである。両者を区別することは，"肥満症"を個人の問題にとどめ放置するので

表3-1　肥満度分類[1]

BMI（kg/m^2）	判定	WHO基準
＜18.5	低体重	Underweight
18.5≦〜＜25	普通体重	Normal range
25≦〜30	肥満（1度）	Pre-obese
30≦〜35	肥満（2度）	Obese class Ⅰ
35≦〜40	肥満（3度）	Obese class Ⅱ
40≦	肥満（4度）	Obese class Ⅲ

注1）：ただし，肥満（BMI≧25）は，医学的に減量を要する状態とは限らない。なお，標準体重（理想体重）は最も疾病の少ないBMI 22を基準として，標準体重（kg）＝身長（m)^2×22で計算された値とする。

注2）：BMI≧35を高度肥満と定義する。

表3-2 肥満の判定と肥満症の診断基準[1]

肥満の定義	脂肪細胞が過剰に蓄積した状態で，BMI 25 以上のもの
肥満の判定	身長当たりの体重指数：BMI＝体重（kg）÷身長（m）^{2} を元に判定する
肥満症の定義	肥満症とは，肥満に起因ないし関連する健康障害を合併するか，その合併が予測される場合で，医学的に減量を必要とする病態をいい，疾患単位として扱う
肥満症の診断	肥満と判定されたもの（BMI＞25）のうち，以下のいずれかの条件を満たすもの ① 肥満に起因ないし関連し，減量を要する（減量により改善する，または進展が防止される）健康障害を有するもの ② 健康障害を伴いやすいハイリスク肥満 　ウエスト周囲長のスクリーニングにより内臓脂肪蓄積を疑われ，腹部CT によって確定診断された内臓脂肪型肥満

> **コラム**
>
> **脂肪細胞**
>
> 　成人の脂肪細胞数は250～300億個で，大きさは直径70～90 μm であるといわれている。栄養が過剰になるとこれらの細胞は活発に脂肪合成を行って肥大し，130 μm 程度にまで肥大する。また脂肪細胞は肥大するだけでなく，肥満度が高くなると増殖することもわかってきた。
>
> 　脂肪細胞は，エネルギーが必要な時に中性脂肪の分解産物であるグリセロール，遊離脂肪酸（free fatty acid：FFA）を供給する。また脂肪細胞が肥大化すると，インスリン抵抗性を惹起する種々の物質（TNF-α，脂肪酸，レジスチンや肥満中枢を刺激して食欲を抑制するレプチン）の分泌を促進し，インスリン受容体の感受性を高めるアディポネクチンの分泌低下を引き起こす。

はなく，社会的にも損失を与える問題として医療介入の必要な疾患として扱うことができるようになったという点でも意味がある。

　肥満症の診断フローチャートは図 3-1 のとおりである[1]。その発症や病態に肥満が関与している健康障害は，体重の減量により病態の改善が期待される。特に内臓脂肪型肥満は，疾病発生率との関係から中核に置かれ，健康障害をも

```
                        肥満（BMI≧25）
                        ／        ＼
                   原因が不明    原因が明白
                      ↓            ↓
                   原発性肥満     二次性肥満
                   ／    ＼      内分泌性肥満
            健康障害なし  健康障害あり  遺伝性肥満
                 ↓         ↓       視床下部性肥満
                 │    内臓脂肪面積≧100cm²
                 │         ↓
                 │     内臓脂肪型肥満
                 │         │
                 │    BMI≧35
                 │    （内臓脂肪面積≧100cm²を含む）
                 │         ↓
                 │      高度肥満
                 ↓         ↓
                肥満       肥満症
```

脂肪細胞の質的異常 ←――→ 脂肪細胞の量的異常

- 耐糖能障害
  （2型糖尿病，耐糖能異常など）
- 脂質異常症
- 高血圧　・高尿酸血症
- 冠動脈疾患　・脳梗塞
- 非アルコール性脂肪肝（NAFLD）
- 月経異常　・肥満関連腎臓病
- 整形外科的疾患
  （変形性膝関節症，腰痛症）
- 睡眠時無呼吸症候群
  （SAS）

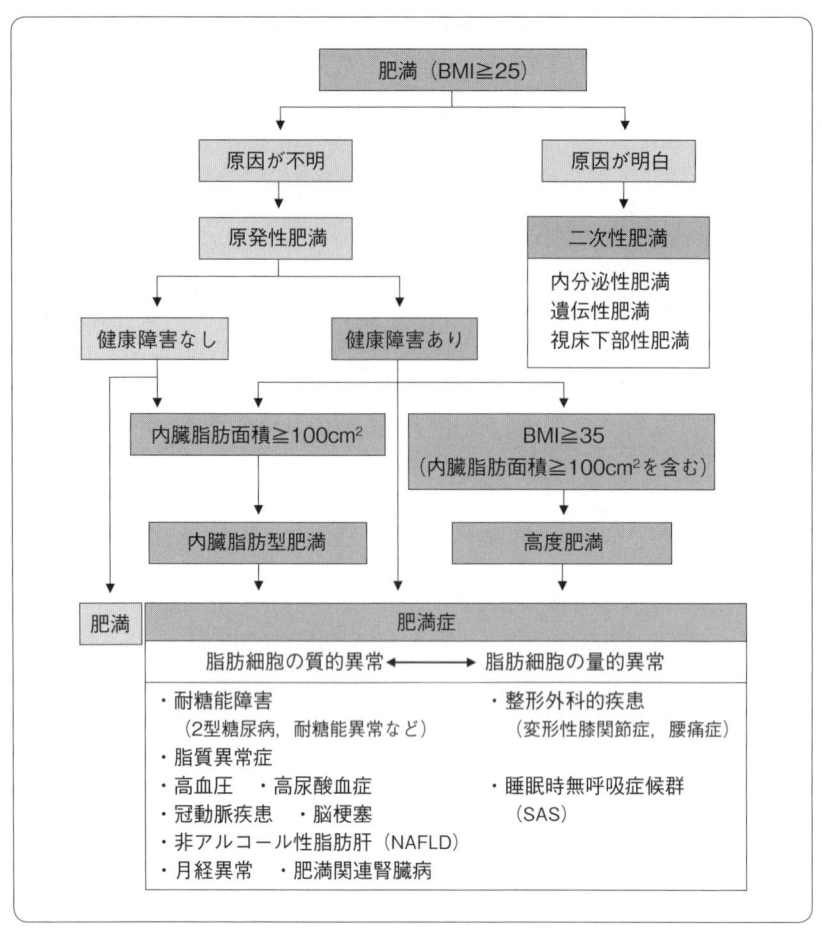

図3-1　肥満症診断のフローチャート[1]

たなくても将来のハイリスク肥満として危険視される．現在は図3-2に示すように，肥満症は BMI 25 以上の肥満者を中心に議論されているが，BMI 25 未満であっても内臓脂肪が蓄積している場合には健康障害を起こしうるとの報告もあり，今後議論されていくと考えられる．

また肥満は，原因疾患が明確な二次性肥満と原因疾患が不明な原発性肥満に分類される（図3-1）[1]が，肥満をきたす病態を解明して，肥満の予防および減

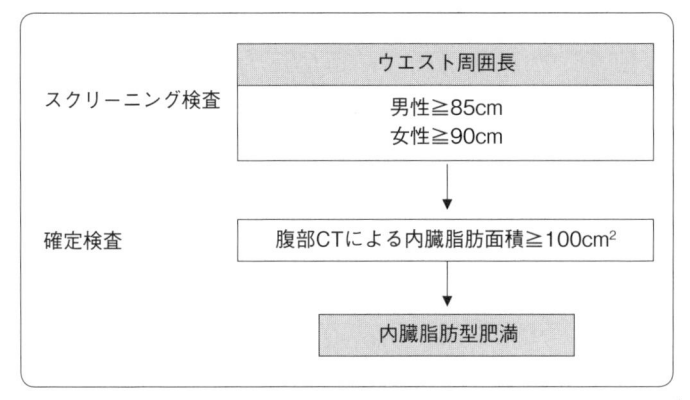

```
スクリーニング検査   ┌─────────────────┐
                     │   ウエスト周囲長    │
                     │   男性≧85cm      │
                     │   女性≧90cm      │
                     └─────────────────┘
                              ↓
確定検査             ┌─────────────────────────────┐
                     │ 腹部CTによる内臓脂肪面積≧100cm² │
                     └─────────────────────────────┘
                              ↓
                     ┌─────────────────┐
                     │   内臓脂肪型肥満   │
                     └─────────────────┘
```

図 3-2　肥満における内臓脂肪型肥満の判定手順（BMI≧25 の場合）[1]

表 3-3　肥満に起因ないし関連し，減量を要する健康障害[1]

Ⅰ．肥満症の診断基準に必要な合併症
1) 耐糖能障害（2 型糖尿病，耐糖能異常など）
2) 脂質異常症
3) 高血圧
4) 高尿酸血症・痛風
5) 冠動脈疾患：心筋梗塞・狭心症
6) 脳梗塞：脳血栓症・一過性脳虚血発作（TIA）
7) 脂肪肝（非アルコール性脂肪肝疾患/NAFLD）
8) 月経異常，妊娠合併症（妊娠高血圧症候群，妊娠糖尿病，難産）
9) 睡眠時無呼吸症候群（SAS）*・肥満低換気症候群
10) 整形外科的疾患：変形性関節症（膝・股関節）・変形性脊椎症，腰痛症
11) 肥満関連腎臓病
Ⅱ．診断基準には含めないが，肥満に関連する疾患
1) 良性疾患：胆石症，静脈血栓症・肺塞栓症，気管支喘息，皮膚疾患（偽性黒色表皮腫，摩擦疹，汗疹）
2) 悪性疾患：胆道がん，大腸がん，乳がん，子宮内膜がん

＊：脂肪細胞の量的異常がより強く関与。

量を図ることが生活習慣病の減少，ひいては動脈硬化性疾患の発症の予防に繋がるため，現在さまざまな研究が行われている（表 3-3，3-4）。特に，肥満症の摂食行動に関し，グレリンやレプチンなどの摂食にかかわる調節物質が発見され，その複雑な作用機序が少しずつ解明されてきている。摂食調節物質を中

表 3-4　二次性肥満および食行動異常について[2]

I．二次性肥満		
1）内分泌肥満	① Cushing 症候群	
	②甲状腺機能低下症	
	③偽性副甲状腺機能低下症	
	④インスリノーマ	
	⑤性腺機能低下症	
	⑥ Stein-Leventhal 症候群	
2）遺伝性肥満（先天異常症候群）	① Baredet-Biedl 症候群	
	② Prader-Willi 症候群	
2）視床下部性肥満	①間脳腫瘍	
	② Fröhlich 症候群	
	③ Empty-Sella 症候群	
4）薬物性肥満	①向精神薬	
	②副腎皮質ホルモン	
Ⅱ．食行動異常		
1）食欲の認知性調節障害：間食・ストレス誘発性食行動		
2）食欲の代謝性調節障害：過食・夜間大食		
3）偏食・早食い・朝食の欠食		

　日常診療では，肥満と判定した場合，上記の二次性肥満および食行動異常の可能性についても考慮する必要がある。これらについても，原発性肥満（単純性肥満）と同様に，肥満に起因ないし関連する健康障害の判定を行うが，その治療は主として原因疾患および行動異常の要因に対して行う必要がある。

コラム

アディポネクチン

　1996年にヒトの脂肪細胞から発見されたホルモンの一種で，脂肪細胞のみで分泌されるタンパク質で，肥満に伴い血中濃度が低下することがわかっている。作用としては，血管を広げ血圧を下げる働き，血糖値を下げ糖尿病を予防・改善する働き，筋肉や肝臓の脂肪の代謝を促進し，中性脂肪を下げる働きなどがあり，肥満に関連する病態を改善することがわかっている。"長寿ホルモン"とも呼ばれており，今後，肥満治療への応用も期待される。

心とした摂食調節メカニズム,中枢-末梢のクロストークの解明は,肥満症の病態理解および治療にとって非常に重要である。

3. 摂食調節機能

　肥満症患者の行動の問題は,過剰なエネルギー摂取と身体活動の低下であるが,摂食行動やエネルギー代謝の調節において重要な役割を果たしているのが視床下部である。視床下部に存在する食欲調節物質が食欲やエネルギー消費を変えることにより,体重(体脂肪量)を一定に保持しようとするフィードバックループがあることが証明されている。主として胃から産出されるペプチドホルモンであるグレリンは視床下部で働き,食欲を増進させる。一方,脂肪細胞によって作り出されるペプチドホルモンであるレプチンは体からその量に応じて放出され,脳内に体脂肪の蓄積状況を伝える求心性シグナルとして作用し,報酬系システムにも働きかけ,食欲を抑制する。

　また弓状核(arcuate nucleus:ARC)は,視床下部の第三脳室底に位置する神経核であり,血液-脳関門(blood brain barrier:BBB)を介して末梢からの情報を効率的に受容して摂食行動に反映させるため,第一次摂食中枢といわれる。ARCにはおもに2種類の摂食調節ニューロンが存在している。ひとつは摂食亢進物質である神経ペプチド(neuropeptide Y:NPY)とアグーチ関連タンパク質(agouti-related protein:AgRP)を産生・含有するNPY/AgRPニューロンであり,もうひとつは摂食抑制物質であるプロピオメラノコルチン(pro-opiomelanocortin:POMC)とコカイン・アンフェタミン調節転写産物(cocaine and amphetamine-regulated transcript:CART)を産生・含有するPOMC/CARTニューロンである。POMCはプロセシングされ,摂食抑制作用を有するα-melanocyte-stimulating hormone(α-MSH)が産生される。延髄孤束核(nucleus tractus solitaries:NTS)は,第四脳室の腹側に位置し,BBBを介して末梢のホルモンの情報を受容するとともに,末梢からの迷走神経求心線維の情報が入力され,コレシストキニン(cholecystokinin:CCK)やグレリンなどの

> コラム

グレリン

　グレリンは，1999年に成長ホルモン分泌促進因子受容体（growth hormone secretagogue receptor：GHSR）の内因性アゴニストとして発見され[3]，構造決定されたタンパク質である．28個のアミノ酸から成り，3番目のセリンにオクタン酸が付加されている．グレリンは胃に最も多く発現しており，胃底腺の内分泌細胞（X/A細胞）から分泌される．その他にも小腸，膵，腎，肺，卵巣および脳などで少量ではあるが産生されていることがわかっている．グレリンはアシル化の有無でアシルグレリンとデスアシルグレリンの2型に分けられるが，受容体であるGHSRに対して活性をもつためにはghrelin-O-acyltransferase（GOAT）によるアシル化修飾が必要である．グレリン受容体であるGHSRはGHSR1aとGHSR1bの2つのサブタイプに分けられて広く分布しているが，グレリンの内分泌機能作用の多くはGHSR1aと結合することで発現する．GHSR1aは下垂体および視床下部に発現していることが以前より知られているが，胃，小腸，膵，脾，甲状腺，性腺，副腎，腎，心臓，肺，肝，脂肪組織，骨，前立腺などの末梢臓器にも広範に発現している．グレリンの摂食促進作用については広く知られている．グレリンは空腹時に胃において発現・分泌され，摂食を促進し，エネルギー消費を抑制してエネルギーバランスを正に保持する．グレリンのシグナルは末梢より液性，神経性に脳内に伝達され，視床下部の摂食促進系の神経ペプチド，ARCのNPY，AgRP，LHAのorexinを刺激して，摂食を促進する．エネルギー代謝の中枢を担う視床下部の弓状核には，GHSR1aがAgRPとNPYニューロンにも発現している．また，グレリンは中枢神経を介して摂食を促進するだけでなく，消化器系にも影響を及ぼし，特に胃酸分泌促進作用と胃排出促進作用を有している．

　血清中のグレリン値は概日リズムを呈し，食前に上昇し，食事開始時にピークに達し，食後1時間以内に基礎値まで低下する．また，グレリンは夜間覚醒時に高値を示し，食欲促進を促して体重増加に関与しているとの報告もある[4]．

消化管ペプチドによる神経性情報（シグナル）も受容している．

　室傍核（paraventricular nucleus：PVN）は，第三脳室に近接して存在する神経核で，第二次摂食中枢として機能する．PVNはARCのNPY/AgRPや

コラム

レプチン

　1994年,遺伝性高度肥満 ob/ob マウスから肥満遺伝子である ob 遺伝子(obese gene)が発見され,翌年にその受容体 $Ob\text{-}R$ 遺伝子が脳脈絡叢からクローニングされた。レプチンは,その ob 遺伝子の働きによって脂肪細胞において合成・分泌されるタンパク質として報告された。単鎖の 16kDa のタンパク質である。レプチンは"thin(やせている)"を意味するギリシャ語の"leptos"から命名され,食欲抑制およびエネルギー消費亢進により,体重を一定に保つ重要な役割を果たしている。レプチンは摂食抑制物質と考えられてきたが,近年では免疫機能を正常化し,胃酸分泌を抑制することも報告されている。また,初期の報告では脂肪組織のみで産生されると報告されていたが,現在は胎盤や筋肉,胃の主細胞においても産生されることがわかっている[5]。

　健常人では,摂食によって増加した脂肪細胞から分泌されるレプチンにより満腹中枢が刺激されて食欲が抑制されるが,肥満者ではこのネガティブフィードバックが働かず,摂食が抑制されないため,過剰な脂肪が蓄積される。血中レプチン濃度はほとんどの肥満者において体脂肪量に比例して上昇しており,レプチン抵抗性による作用不足の状態にあると考えられる。また,レプチンの調節には糖質コルチコイドも関与していることがわかっている。さらに,レプチンの血中レベルは日中に低値を示し[6]睡眠中は上昇するという日内リズムを呈するため,睡眠不足によりレプチン値が低下すると,食欲が亢進して肥満を促進するという報告もある。

POMC/CART からの投射線維が豊富に存在するとともに,NTS からの投射も確認されており,摂食統合中枢と呼ばれる。PVN は,解剖学的に大細胞群と小細胞群により構成され,副腎皮質刺激ホルモン(corticotrophin-releasing hormone：CRH),ウロコルチン,甲状腺刺激ホルモン(thyrotropin-releasing hormone：TRH),オキシトシン,バソプレシン(arginine vasopressin：AVP)などの神経ペプチドが存在している。また摂食抑制ペプチドであるネスファン-1 は,PVN や ARC,視床下部外側核(lateral hypothalamic area：LHA),NTS に分布し,PVN のオキシトシンを介して摂食抑制作用を示す。LHA は,視床

下部で最も大きな容積を占める神経核であり，メラニン凝集ホルモン（melanin-concentrating hormone：MCH）やオレキシン含有ニューロンを含み，摂食

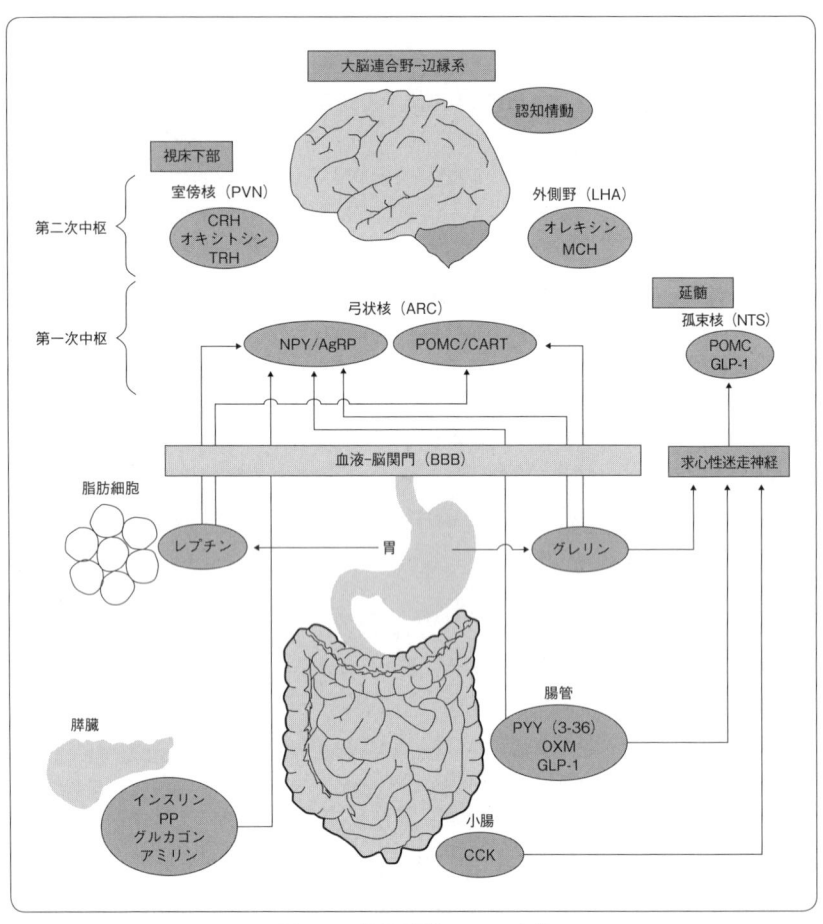

図3-3 摂食調節システム[3)]

CRH：corticotrophin releasing hormone（副腎皮質刺激ホルモン放出ホルモン），TRH：thyrotropin-releasing hormone（甲状腺刺激ホルモン放出ホルモン），MCH：メラニン凝集ホルモン，NPY：neuropeptide Y, AgRP：agouti-retated protein, POMC：pro-opiomelanocortin, CART：cocaine and amphetamine-regulated transcript（コカイン・アンフェタミン調節転写産物），GLP-1：glucagon-like peptide-1, PP：pancreatic peptide（膵ポリペプチド），PYY：peptide YY, OXM：oxyntomodulin, CCK：cholecystokinin。

亢進作用を有する神経核である[2]。

近年，摂食を調節する物質としてさまざまなホルモンやタンパク質が発見され，その作用機序の解明が進められてきた。これまで明らかになってきている物質を，図3-3[3]に示す。

4．肥満症者の摂食行動

図3-4に示すように，食行動は先行刺激への反応として生じる[7]。食べ物はそれだけで行動に強い影響力をもっているが，食べることで得られる満足感は情動とも深く結びついている。肥満症患者の場合，感情をコントロールするために"食べる"いう手段を用いることが多い。そのため，3食以外の間食の量が増加する。いつでもどこでも食べたいものを食べるというパターンに陥っていることも少なくない。またその際，糖質・脂肪が多いものを食べることが多い。しかし，食べることで得られる満足感は短時間であり，肥満症者の場合，その後の自責感や後悔に苛まれてやけになり，さらに食べてしまうという悪循環に

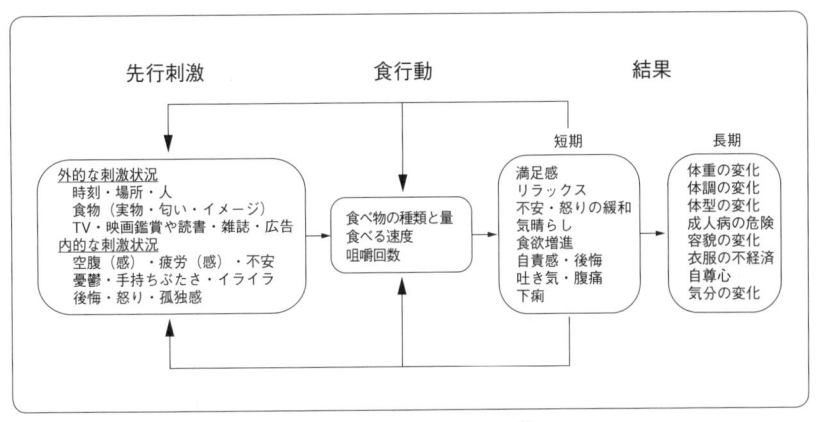

図3-4　食行動のモデル[8]
先行刺激は，条件刺激と弁別刺激の両方を含む。行動は将来起きそうなことよりも，直後（短期）に生じる結果の影響を強く受ける。さらに，行動の結果生じた出来事が，次の行動の先行刺激となり，行動連鎖を形成する。

陥りやすい。一大決心をしてダイエットに取り組み始めても，短期間で成果を出そうとするため，絶食するなど極端な食事制限を行い，長続きしない。そのため，ダイエットとリバウンドを繰り返してしまい，さらに自尊心の低下へとつながる。

　また病的なむちゃ食いの人もいる。むちゃ食いの人たちは食べたいものを食べたいだけ食べているわけではなく，自分では食べるのを止めたいと思っても止められず，吐きそうになるまで食べてしまう。食べている間，ほかのことを考える必要がないため，一種の現実逃避の手段となっていることが多い。

　一方，自身の食行動に関する問題を回避する人もいる。「太っていても困らない」と肥満であることの悪影響を否定する場合や「そんなに食べてはいない」と肥満や大食自体を否定する場合もある。たとえ問題を自覚していても「どうしてもお腹が空くから」とか「忙しくて食事時間が不規則で」など食行動を改善できないことは自分のせいではないと責任転嫁する場合もある。単純に正しい知識がないために問題意識をもっていない場合もあるが，「自分の好きなように生きる」と治療に拒否的な態度を示す人は，度重なるダイエットの失敗や周囲からの指摘に傷つき，自己防衛のためそのような態度をとっている場合が多いので，まずはその気持ちに寄り添うことが重要である。

　肥満症者は食行動のみならず，生活そのものを自己コントロールできているという実感に乏しく，自分の生き方そのものを否定的に捉えている場合が多いので，治療の際はその人の人格を尊重しつつ進めることが必要である。

5．肥満症のストレス

　肥満症者ではなくても，われわれはストレスと食欲が密接に関連していることを経験的に知っている。女性であればストレス発散のために"外食する"，"甘いものを食べる"，男性であれば"お酒を飲む"といった摂食行動をあげる人は多い。

　ストレスが食欲と関連し，低い経済状況，仕事の重圧，睡眠不足や抑うつな

どのさまざまなストレスが食欲・体重異常に関連することは、多くの臨床研究によって明らかになっている。

ストレスにより食事量が増大し、むちゃ食いの増加、摂食頻度の増加、糖質や脂質の摂取量増加、空腹感や満腹感の欠如などを認め、体重増加ひいては肥満をもたらすことは多数報告されているが、ストレスと食欲への影響には、視床下部-下垂体-副腎皮質（hypothalamic-pituitary-adrenal axis：HPA）系が重要な役割を果たしている。

ヒトが身体的・精神的ストレスを感じると、脳内ではさまざまな変化が引き起こされる（図3-5）。特に、内分泌系をつかさどる視床下部は、ストレス負荷時にさまざまな生理反応を生じさせるための重要な部位である。視床下部には生理機能の異なった多くの神経核が密集しており、特にPVNは、内分泌系と自律神経系の高次統合中枢として、摂食調節のみならずストレス調節においても重要である。大細胞群でバソプレシン（AVP）、およびオキシトシンが産生され、その軸索を下垂体後葉に投射して血中に分泌する。一方、小細胞群ではCRHおよびAVPが産生されており、正中隆起に投射した軸索終末から分泌され、下垂体前葉からの副腎皮質刺激ホルモン（adrenocorticotropic hormone：ACTH）の分泌を引き起こす。また、PVNの小細胞群には脊髄中間質外側核の交感神経節前ニューロンに軸索を投射している自律神経ニューロンが存在する。ストレスに関連する神経伝達物質として知られているものには、セロトニン（5-hydroxytryptamine：5-HT）、ドーパミン（dopamin：DA）などがあり、自律神経系としてはアドレナリン、ノルアドレナリンなどがある。

ストレスが負荷されるとHPA系が活性化され、同時に自律神経系にも変化をきたす。低血糖や出血、免疫刺激などの身体的ストレスは、視床下部のPVNを活性化し、CRHおよびAVPの分泌を促進する[8]。視床下部から分泌されるCRHにより、下垂体前葉からACTHが分泌促進され、HPA系が駆動する。分泌促進されたACTHは副腎皮質を刺激し、コルチゾールの分泌が増加する。このコルチゾールなどの糖質コルチコイドは、摂食促進作用を有している。血中コルチゾールの上昇に伴い、ネガティブフィードバックにより

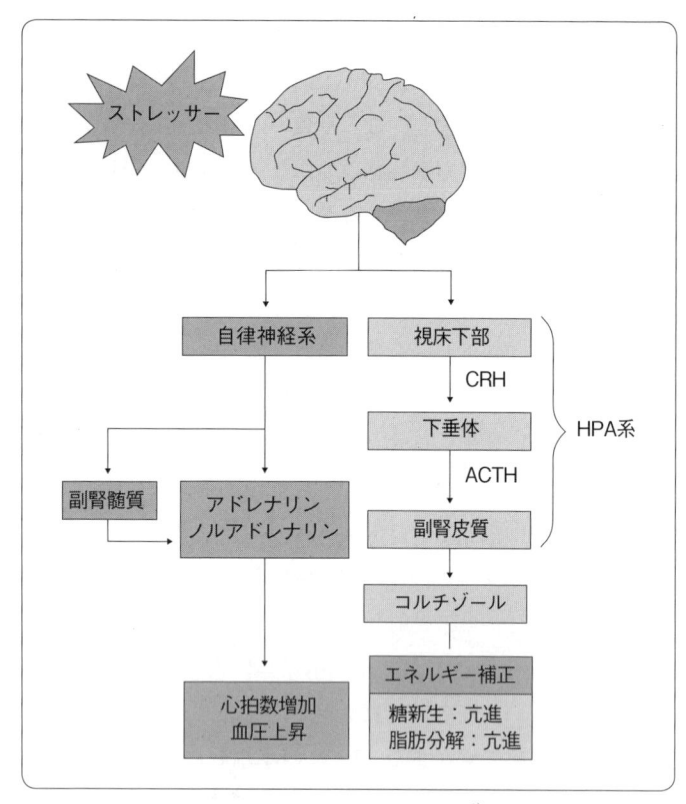

図3-5 ストレスシステム[3]

ACTHは抑制され，HPA系のホルモン分泌が調節される。また，CRHと同時に自律神経系は活性化され，カテコールアミン（ノルアドレナリンおよびDA）が増加する。ノルアドレナリンは$\alpha 1$受容体を介してCRHを刺激し，HPA系を活性化する[9,10]。

　生体は急性ストレス反応に対して内分泌的恒常性を保つが，慢性的もしくは遷延するストレス負荷は有害であり，さまざまな健康障害を引き起こす[8]。不安障害，うつ病などの気分障害，過敏性腸症候群（irritable bowel syndrome：IBS）などのストレス過敏性の高い患者においては，軽度のコルチゾール増加に対して過度にACTH分泌が抑制されるなどのHPA系の反応異常が報告さ

れている[11]。コルチゾールの変化は、摂食調節物質であるインスリンやNPYなどにも変化を及ぼす。このように、自律神経系とHPA系の反応は密接に関連し、ストレス反応において相互に重要な役割を果たしていることが示唆される。

このようなシステムにおいて、ストレスは摂食量に影響を与えるが、食事内容にも影響を及ぼす。肥満症患者の多くはスナックやチョコレートといった高糖質・高脂肪食品を多く摂取する。高糖質の食品は脳内のセロトニン濃度を上昇させるが、セロトニンには精神を落ち着かせる作用があり、ストレスとの関係が注目されている。

ストレスが食欲・体重調節因子に作用して摂食量が増加し、エネルギー消費が減少すると肥満形成が促進されるが、肥満になると末梢組織のインスリン感受性が低下し、インスリン抵抗性とそれに伴う高インスリン血症が生じて糖尿病の成因となる。さらにストレスは交感神経系を活性化して、糖代謝に直接に影響を及ぼす。交感神経系の活性化により分泌されるカテコールアミンは、インスリンに拮抗する作用をもっている。

このようにヒトの食欲の調節には複雑なシステムが働いているが、ストレスが大脳皮質や大脳辺縁系、視床下部に影響を与えるため、食欲をコントロールすることが難しいといえる。

6．肥満と性格特性

古くからヒトの体格と性格傾向については議論されている。ドイツの精神科医Kretschmer E.は体型による性格の分類を試み、①肥満型は循環気質、②細長型は分裂気質、③闘士型は粘着気質、という3つの分類を提唱した。肥満型（循環気質）は、全体として社交的で親しみやすく、他者と同調して生きようとし、現実的で、環境に順応しやすく、社会的にも成功しやすいとされる。このように古くは「太っている人は陽気で明るい」とイメージされることが多かったが、現代における肥満の人に対する世間のイメージは変わってきてい

る。「肥満＝自分に甘く，自己管理がなっていない」とマイナスなイメージが強く，そのことが肥満者の性格特性に影響を与えている。周囲からの評価を上げようと減量を試みるも失敗に終わることを繰り返すと，自尊心や自己効力感が低下し，「どうせ何をやってもうまくいかない」と何事に対しても投げやりになってしまうケースも多い。

　近年の臨床研究においては，肥満症にはうつ病の合併が多く，BMIの上昇に伴って大うつ病エピソードの合併率が上昇することがわかっている。また肥満患者のストレス脆弱性を指摘している報告も多い[12,13]。日常生活や対人関係においてストレスを感じやすく，その対処法が不適切なため，苛立ちや不安，抑うつなどから食欲が亢進し，さらなる体重増加につながるといわれている[14]。さらに肥満患者は情報収集が不適切で，判断が主観的で極端なため，物事を計画的に進めることが苦手な傾向がある。そのため治療においても誤った情報を自己流に取り入れて偏った食事をしたり，生じた問題に対して適切に対処することができないという失敗体験を繰り返していることが多い。

　このように，肥満症者に多い性格傾向は認められるものの，実際には個々において性格傾向や物事の捉え方はさまざまであり，肥満の発症や維持にかかわる要因は複合的である場合が多い。

7．小児の肥満症

　肥満が増加しているのは成人に限ったことではない。小児肥満も増加しており，学齢期小児では10人に1人が肥満であるといわれている。小児期は身長，体重，体組成が年齢とともに変動するため，成人とは異なった診断基準が必要であるが，診断方法としては肥満度やBMIを用いるのが主流である[14]。

　成人に比べ生活歴の短い小児においては，生活習慣要因より遺伝的要因による肥満が顕在化しやすいが，成人肥満を予防するためには，小児期から肥満とならないような生活習慣を獲得することが重要である。

　また小児期においても，精神的な問題が肥満を悪化・持続させていることも

表3-5 小児肥満指導の基本方針

乳児期 (0〜2歳)	ミルクを減らしたり，離乳を遅らせたりの配慮は不要 遺伝的に消費エネルギー低下があるので，身体活動を上げる		
幼児期 (3〜5歳)	肥満傾向児 (肥満度15％以上)	軽度肥満 (20〜39％)	高度肥満 (40％以上)
	幼児期の間，肥満度を20％までに抑えるように指導 これには母子健康手帳の身長別標準体重曲線を活用する	食事指導や運動について個人的なアドバイスが必要 おやつの注意，屋外運動の奨励など，「食事指導」を実施する	ただちに小児肥満治療専門機関へ紹介
学童期 (6〜11歳)	軽度肥満 (肥満度20〜29％)	中等度肥満 (30〜49％)	高度肥満 (50％以上)
	個別指導ではなく集団で「健康教育」を実施 栄養，運動，休養の大切さを教育 軽度肥満の維持（肥満度を上げないように注意）	肥満度30％未満に落とすように個別指導が必要 学校での指導が無効の場合は小児科肥満児外来へ紹介	小児科肥満児外来へ紹介 小児科外来治療が無効で，家庭での対応が困難な場合は，養護学校併設の小児科への入院も考慮
思春期 (12歳〜)	不健康な日常生活の是正（非常に困難を伴う） すでに臨床検査の異常を示す場合が多いので，これを治療に利用		

ある。時には，肥満ではなく，摂食障害に繋がる場合もあるが，養育者との関係性は精神状態だけではなく食行動にも大きな影響を与えるので，小児期の肥満改善を図る際には養育者の協力が不可欠である（表3-5）。

8．肥満症の予防と改善方法

　先に述べたように，肥満は原因疾患が明確な二次性肥満と，不明な原発性肥満に分類されるが，原発性肥満の多くは過食や運動不足などの生活習慣の乱れが原因とされる。重度の肥満症の場合，外科治療が施される場合がある（図3-6）が，肥満症治療の基本は食事療法や運動療法を用いて生活習慣の是正を図ることである。食事療法にしても運動療法にしても，それまでの悪しき習慣

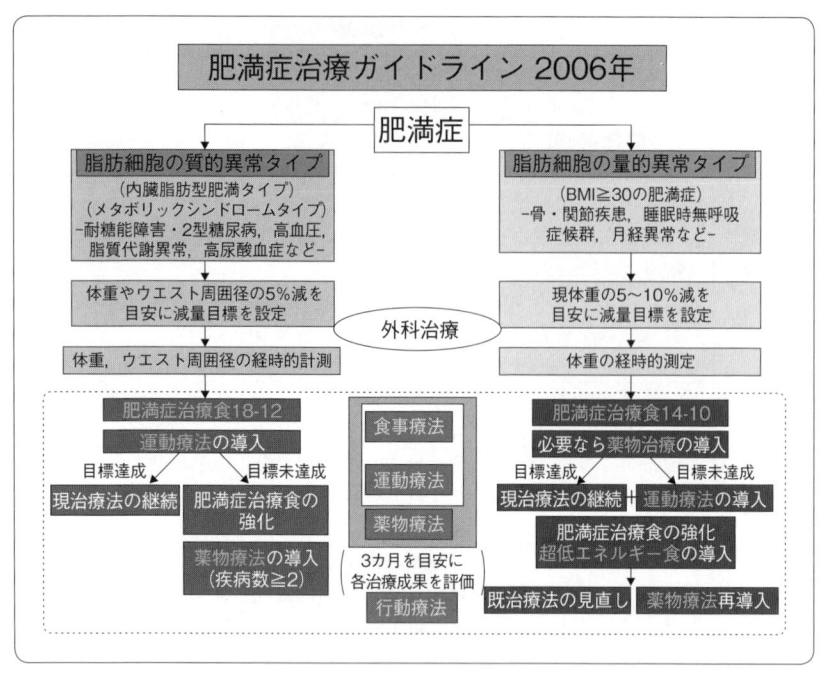

図 3-6　肥満症治療ガイドライン[1]

を絶ち，健康的な行動を継続することが重要であるので，行動変容を促進するために心理的アプローチが用いられている。

(1) 食事療法

　肥満レベルが進むほど悪循環にはまってしまうため，肥満症は早期からの治療介入が重要である。1日の摂取カロリーや栄養バランス，食事回数や食事時間に気を配り，毎日規則正しく適度な食生活を送るよう努力をすることが大切である。1日の必要エネルギーは年齢，性別，身長，体重，運動量によって異なるが，栄養バランスについてはアメリカ農務省が2011年にフードプレートを用いた『マイ・プレート』（図3-7）を発表し，バランスのよい食事を視覚的に理解できるようにした。また同時に栄養バランスを改善するため，以下の10項目をあげている。①エネルギー・バランスの把握，②集中して食事を楽

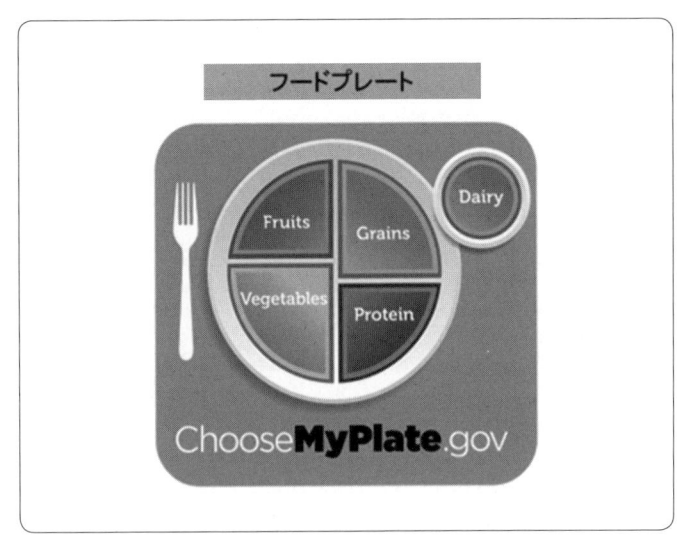

図3-7 フードプレート

しむ，③お皿に料理を盛り付けすぎない，④野菜や果物，牛乳や乳製品を十分に摂る，⑤皿の半分に野菜や果物をのせる，⑥低脂肪・無脂肪の牛乳や乳製品に変えてみる，⑦半分は小麦のすべてを粉にした全粒粉を摂る，⑧飽和脂肪酸，糖分，塩分が多く含まれる食品を減らす。これらはソーセージやベーコンといった加工肉類，ケーキやクッキー，アイスクリーム，キャンディーなどのお菓子，甘い清涼飲料，スナック類やピザなどの加工食品に多く含まれる，⑨食品の塩分量をチェックする，⑩糖分の多い清涼飲料の代りに水を飲む。

　また食事量や食事内容をコントロールするためには，食事内容を記録することも有効である。記録を通して自分の食事を客観的に捉え，栄養バランスに気を付けるようになる。最近ではインターネットや携帯のアプリケーションを活用することで，自分の摂取カロリーや栄養素を手軽に計算することができる。

　肥満症者の場合，摂取カロリーを極端に減らそうとする傾向や内容が偏っていることが多いので，主治医の指示のもと，栄養士による栄養指導を受けながら調整していくことが望ましい。具体的には，調理法を"蒸す，煮る，焼く"などなるべく油を使用しないものに変えたり，肉は脂身の少ない部位を選択する，

野菜，海藻類，きのこ類などの食材を多用するなどしてなるべく負担の少ない方法で摂取エネルギーを抑えるところから始める。

（2）運動療法

　運動は筋肉の収縮によって起こる。筋肉の収縮には体内のブドウ糖や脂肪がエネルギー源として使われるため，過剰に摂取したカロリーや余分な体脂肪は適切な運動によって消費することができる。

　また，運動は末梢組織のインスリン感受性を改善する。運動すると筋肉におけるインスリン受容体数は増加し，インスリンのインスリン受容体への結合性も増大するため，循環血液中のブドウ糖の細胞内への取込みが増加する。さらに，運動は筋肉における糖代謝酵素活性を変化させて糖代謝を改善する。

　運動療法では，運動強度と運動持続時間が大切である。中等度の運動では筋収縮のエネルギー源として糖と脂肪の両方が利用されるが，運動強度が強すぎると糖の利用が増えて血液中に乳酸が蓄積し，脂肪分解が抑制される。したがって，肥満の改善には脂肪が有効に利用される中等度以下の運動をすることが望ましい。また，運動初期のおもなエネルギー源は筋肉内のグリコーゲンであり，脂肪を効率よく分解するには10分以上運動を続けるのがよいといわれている。

　肥満症者に運動を勧めると「きついのは嫌」「忙しいので時間がとれない」と運動を避ける発言が聞かれることが多い。思考が極端なゆえ，強度や時間を大げさに考えていることが多いので，できそうな運動を一緒に考えるのがよい。

　また運動することによって食欲が刺激され，摂食量が増加し，かえって体重増加を招く恐れがあるので，運動療法は食事療法と並行して行うことが大切である。

（3）行動変容の促進

　肥満の予防・改善のためには，食事に気を配り，適度な運動をしなければいけないことはたいていわかっている。しかし「わかっているけど，できない」「自己流でやってみたけど三日坊主」という場合が多い。

治療を継続させるためには治療者側が一方的に正論を押し付けるのではなく，患者を全人的に理解することが前提となる。つまり，個々の患者の性格傾向，社会的環境，家庭環境，心理的背景，理解力，生活習慣など，患者を取り巻くさまざまな情報を十分に得た後に，その患者の問題点を抽出し，その患者に適した治療法および指導方法を選択していくことが重要である。

　適切な生活習慣を身に付けるうえで重要なのがストレスマネジメントである。肥満症者は食べることを主たるストレスコーピングとして用いていることが多いため，ストレスコーピングの改善は食欲および摂食量の調節を図るうえでたいへん重要であり，減量の成功に不可欠である。ストレスマネジメントを行うにあたり，まずはLazarus & Folkmanの心理社会的ストレスモデル（図3-8）に沿って患者のストレス状況を把握する。何がストレッサーとなっているのかを列挙してもらい，そのストレッサーをどのように感じているのか（認知的評価），そのストレッサーに対してどのように対処しているか（ストレスコーピング）を整理し，現在の問題点を抽出する。ストレッサーに対して，食行動以外のストレスコーピングを試行錯誤しながら獲得することをサポートすることが必要である。

　このようにストレスコーピング，また肥満治療の中核となる生活習慣や食習

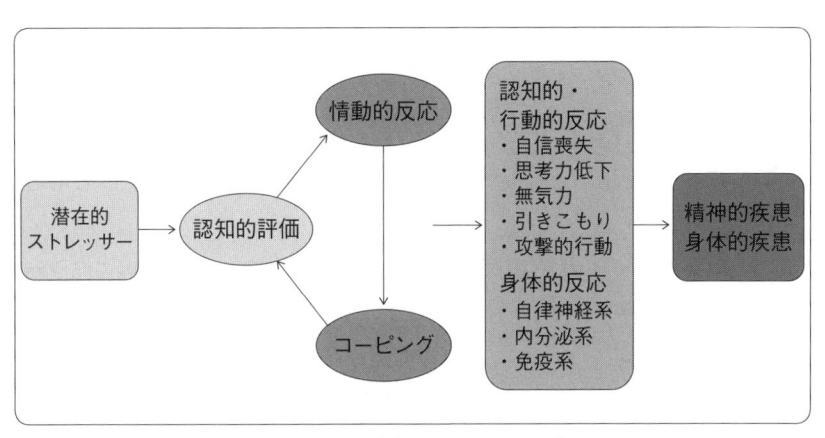

図3-8　心理社会的ストレスモデル

慣の改善において，行動変容をもたらすことが重要であるが，行動をもたらす有効な介入を行うためには本人の準備状態をアセスメントする必要がある。

そのアセスメントによく使われるのが，行動変容モデルとして広く知られているトランスセオレティカルモデル（transtheoretical model：TTM）である。Prochaskaらは，モデルの構成要素として，以下のように①行動変容のステージ，②行動変容の過程，③意思決定のバランス，④セルフエフィカシー，をあげている。

① 行動変容のステージ：TTMの中心的構成要素である行動変容の段階は，前熟考期，熟考期，準備期，実行期，維持期の5つの段階に分類される（図3-9）。

② 行動変容の過程：行動を変容するときに，個人がもつ考え方や経験するさまざまな感情および周囲の人や環境に働きかける際に利用するさまざまな方略を"行動変容の過程"と呼ぶ。これには10の過程があり，認知的過程と行動的過程に分けられる。認知的過程として，知識を増やす"意識の高揚"，不健康行動を続けることのリスクに関連した感情を経験する"ドラマティックリリーフ"，恩恵を理解する"自己再評価"，他者にとっての重要性に気づく"環境的再評価"，健康的な機会を増やす"社会的解放"がある。行動的過程として，代理を選択する"反対条件付け"，支援を獲得する"援助関係"，自分自身への報酬を与える"強化マネジメント"，自分自身に責務感を強める"自己解放"，自分自身に思い出させる"刺激コントロール"がある。この行動変容の過程は行動変容の段階が進むにつれて異なり，一般的には初期段階で認知的過程を用い，後期段階になって行動変容的過程を用いる。

③ 意思決定のバランス：行動変容のステージにより，行動変容に伴う利得（プロズ）と負担（コンズ）とのバランスが変容し，特に初期段階では段階移行の予測因子とされている。行動に伴う利得の知覚が直線的に高まり，負担の知覚が低下するときに行動変容の段階が移行する。

④ セルフエフィカシー：セルフエフィカシーとは，社会的認知理論で提唱

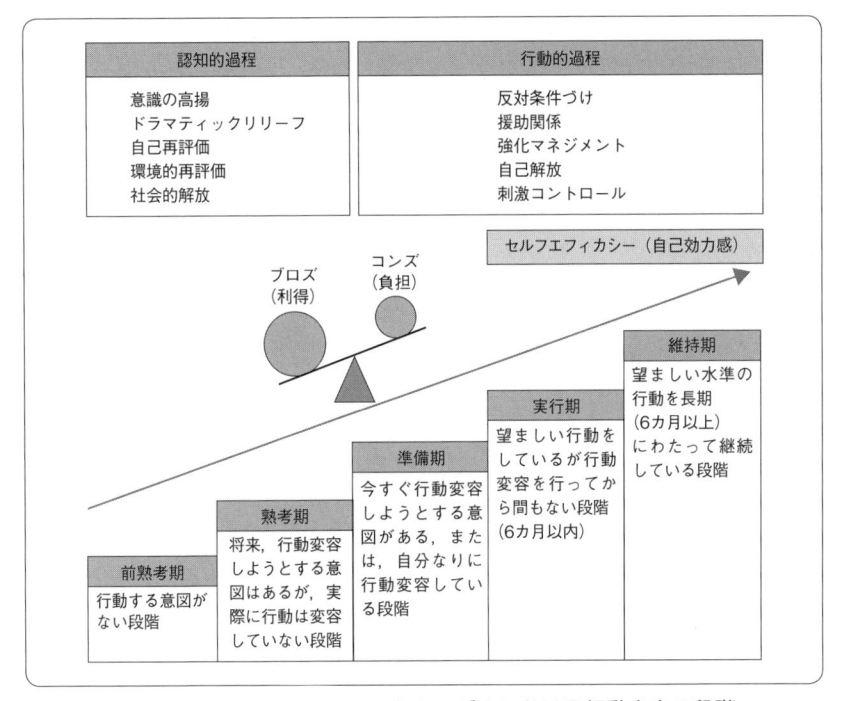

図 3-9　トランスセオレティカルモデルにおける行動変容の段階

され，「ある結果を生み出すために必要な行動をどの程度うまく行うことができるかという個人的確信」と定義されている。行動変容のステージの移行に伴い，直線的に増加することが示されている。

　肥満症者が健康的な行動を獲得するには，これらの行動変容ステージに応じた目標設定を行う必要がある。準備期の肥満症者であっても「1日の摂取カロリーを1,000kcal 未満にする」「1カ月に10kgやせる！」など実行困難な極端な目標を立てる傾向にあるため，自らに課した目標を達成できず，セルフエフィカシーは高まらず，"実行期"，"維持期"まで健康行動を継続することは非常に難しいのである。

　目標設定は行動変容ステージによって異なる。目標設定が適切でないと過度なストレスがかかり，元のパターンに戻ってしまう。食事療法や運動療法を始

める際には，短期間での成果を求めすぎず，「これなら続けられそう」というものから始めてみることでセルフエフィカシーの向上を期待できる。例えば，日ごろから階段を使うようにするといった些細なことでも，継続することで効果を実感できれば自信がつき，さらにやる気が出るであろう。

また適切な目標設定を行ったうえで肥満を予防するポイントとしては，以下の7つがあげられる。①セルフモニタリング（体重，食事，運動などを記録することで，自分の行動パターンを把握することができる），②ストレスマネジメント（ストレス対処法のレパートリーを増やすことでやけ食い等を防ぐことができる），③先行刺激のコントロール（ながら食い，グルメ番組などの食行動を誘発しているものを把握することで，不必要な摂食を防ぐことができる），④問題点の抽出と解決（自分の生活のなかで減量阻害要因が何なのかを同定することで解決を図りやすくなる），⑤報酬による強化（努力したことに対して自分へのご褒美を用意したり，体重等のデータの改善がみられるとモチベーションを維持することができる），⑥認知の再構築（例えば「目の前の食べ物は全部食べないと落ち着かない」といった考えから摂食してしまう場合には，「全部食べなくても大丈夫」といったように，考えを修正することで過剰な食行動を防ぐことができる），⑦社会的サポート（家族，友人，職場での励ましや同じ目的を持った人たちとグループを作って情報を共有することで適切な食行動を継続しやすくなる）。①～⑦のなかでも，②ストレスマネジメントは，食欲をコントロールするだけでなく生きていくうえで非常に重要である。食行動以外のストレス対処法を身につけることが大切であるので，日ごろから1つでも多くのストレス対処法のレパートリーを用意しておき，多様なストレッサーに対応できるようにしておくことが重要である。行動療法に関する具体例については表3-6を参照されたい。

（4）チーム医療によるアプローチ

肥満症の治療については上述したように患者のアドヒアランスの向上が重要となる。主治医が病態の把握を行い，指導を行うだけではなく，臨床心理士や栄養士，運動療法士，看護師などのコメディカルとチームを組んで取り組み，

表3-6 肥満の行動療法の具体例[7]

1. 目標設定（goal-setting）
   目標行動（体重，食事，運動，空腹対処）の具体化
2. 自己監視法（self-monitoring）
   食行動・体重・目標行動の達成の有無
3. オペラント強化法（reinforcement）
   目標行動の点数化，出席表にシール
   望ましい行動への褒美，減量にボーナスや洋服
4. 刺激統制法（stimulus control）
   一定の時刻・場所・食器での食事
   ながら食いの中止
   食べる量を決め，盛りきる
   食べ物を見えないようにしまう
   リストにしたがって買う
5. 反応妨害（response prevention）・習慣拮抗法
   食べたくなっても食べずに済ます
   食べたくなったら，運動や読書など
   冷蔵庫に思いとどまるための張り紙
   がまんできないときは，少しのキュウリやセロリ
6. 食べ方の変容
   少量ずつ口に入れる
   一口ごとに箸を下に置く
   一口ごとに噛む回数を数える
   利き手と反対の手で食べる
7. 社会技術訓練（social skills training）
   食べ物を上手に断る方法のロールプレイ
   自己主張の練習
8. 認知再構成法（cognitive restructuring）
   くじけそうになったら，励ましの言葉を声に出す
   いままでも失敗した：今度は減らす方法を知っている
   お菓子を食べたい：食べたいのではなく退屈しているだけ
   親も太っている：遺伝ではない，この方法で大丈夫
   食べて失敗だ：また始めればよい
   身体的イメージや自己イメージの改善
9. 再発防止訓練（relapse prevention）
   危険の高い状況を想定して対処法を練習
   体重が一定範囲の上限を超えたら，再度減量を開始
   運動の継続・ストレス対処法
10. 社会的サポート
    家族や配偶者の治療への協力
    同じ目的のグループで会合をもつ
    治療者と接触を保つ

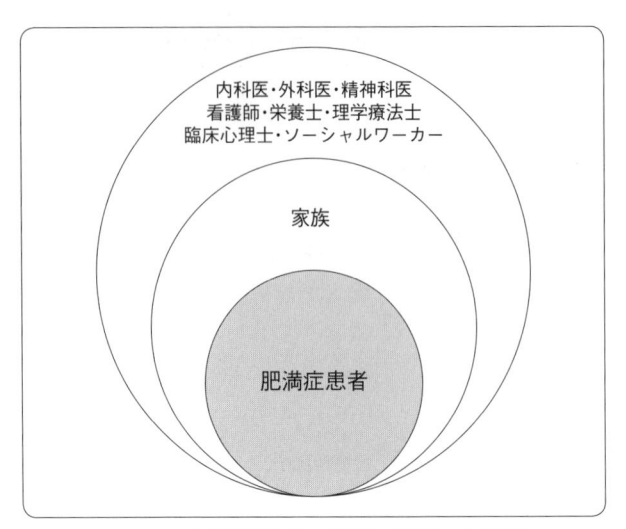

図 3-10　肥満症治療におけるサポート体制

患者それぞれの問題を把握し，生活を支える必要がある（図 3-10）。その際，チーム全体で治療方針や目標設定を共有し，一元化することが重要である。それぞれが連携なく介入することで患者の混乱を招き，医療スタッフのみならず治療そのものへの不信感へとつながり，治療の中断をしかねない。

9．おわりに

肥満症はもはや個人の問題ではなく，社会全体で取り組む必要がある問題である。ファストフードやコンビニエンスストアが立ち並び，高カロリー・高脂肪の食品をいつでもほしい時に手に入れることができる食環境や運動不足といった肥満を生み出す生活環境を変えなければ，根本的な解決は図れないと考えられる。

習慣化した食行動を変容させるためには，一律的な治療・指導ではうまくいかない。肥満症の治療にあたっては，患者の心に寄り添い，個々の性格や状況に応じたオーダーメイドの行動変容アプローチが必要となろう。

文 献

1) 日本肥満学会（編）：肥満研究臨時増刊号肥満症診断基準 2011．日本肥満学会, 2011.
2) Kojima M., Hosoda H., Date Y. et al.：Ghrelin is a growth-hormone-releasing acylated peptide from stomach. Nature, 1999 ; 402（6762）; 656-660.
3) 春田いづみ，浅川明弘，乾 明夫：肥満症の心身医学（特集 糖尿病患者のこころとからだ 心理行動科学的アプローチによる治療戦略）．糖尿病, 2012 ; 4（4）; 26-34.
4) Dzaja A., Dalal MA., Himmerich H. et al.；Sleep enhances nocturnal plasma ghrelin levels in healthy subjects. Am J Physiol Endocrinol Metab, 2004 ; 286（6）; E963-E967.
5) Sobhani I., Bado A., Vissuzaine C. et al.； Leptin secretion and leptin receptor in the human stomach. Gut, 2000 ; 47（2）; 178-183.
6) Sinha M.K., Ohannesian J.P., Heiman M.L. et al.；Nocturnal rise of leptin in lean, obese, and non-insulin-dependent diabetes mellitus subjects. J Clin Invest, 1996 ; 97（5）; 1344-1347.
7) 足達淑子：食行動と健康．健康心理学（島井哲志編）．培風館, pp.124-136, 1997.
8) Bose M., Oliván B. and Laferrère B.：Stress and obesity：the role of the hypothalamic-pituitary-adrenal axis in metabolic disease. Curr Opin Endocrinol Diabetes Obes, 2009 ; 16（5）; 340-346.
9) Dunn A.J. and Swiergiel A.H.：The role of corticotropin-releasing factor and noradrenaline in stress-related responses, and the inter-relationships between the two systems. Eur J Pharmacol, 2008 ; 583（2-3）; 186-193.
10) Meloni E.G., Gerety L.P., Knoll A.T. et al.：Behavioral and anatomical interactions between dopamine and corticotropin-releasing factor in the rat. J Neurosci, 2006 ; 26（14）; 3855-3863.
11) Chang L., Sundaresh S., Elliott J. et al.：Dysregulation of the hypothalamic-pituitary-adrenal（HPA）axis in irritable bowel syndrome. Neurogastroenterol Motil, 2009 ; 21（2）; 149-159.
12) Ma J. and Xiao L.：Obesity and depression in US women： results from the 2005-2006 National Health and Nutritional Examination Survey. Obesity（Silver Spring）, 2010 ; 18（2）; 347-353.
13) Zhao G., Ford ES., Li C. et al.：Waist circumference, abdominal obesity, and depression among overweight and obese U.S. adults： National Health and Nutrition Examination Survey 2005-2006. BMC Psychiatry, 2011 Aug 11 ;

11：130.
14) 日本肥満学会（編）：小児の肥満症マニュアル．医歯薬出版，2004.

第4章
慢性膵炎患者の食と嗜好と心

中井吉英

　古来より膵炎の発症や再発に，アルコール摂取，脂肪食，ストレスが関与しているといわれている。近年本症は増加する傾向にあり，女性や若年者にもみられるようになった。その原因として，飲酒量や脂肪食摂取量の増大が推測されるため，本症は生活習慣病として把握する必要がある。また，本症は食習慣・嗜好品（飲酒，喫煙，脂肪食），生活習慣（パーソナリティと行動パターンが反映），慢性疼痛，ストレスといった要因が多様に関係しあう生物学的・心理的・社会的（bio-psycho-social）な病態を形成している。なお，膵疾患とストレス，精神症状との関連については表4-1のようにさまざまな報告がみられる。

　多くの医師は慢性膵炎を消化器疾患のなかでは比較的まれな病気であると考えている。食道，胃，大腸，肝臓，胆のうのように容易に診断できないのが膵疾患と小腸疾患である。この2つのうち，小腸疾患は確かに少ないが，慢性膵炎は決してまれな疾患ではない。ある病理学者が病理解剖を行った際の膵臓所見に関する報告によると，日本人の2人に1人が生涯に一度は急性・慢性を含む膵炎に罹患しているそうである。そのため，上腹部愁訴，腹部不定愁訴，便通異常，腰背部痛，糖尿病の患者に出会った際には膵疾患を疑うということが慢性膵炎診断の第一歩である。

　また，本症は消化器系心身症の代表的な疾患のひとつである。表4-2の心身

---

*　関西医科大学名誉教授，医療法人弘正会　西京都病院名誉院長・心療内科部長

表4-1 膵疾患とストレス,精神症状

1. 膵炎の発症や再発に心理的ストレスが関与
   ……Kapran M.（1956）, Gross J. B. et al.（1960）
2. 慢性膵炎患者はアルコール,薬物に対する嗜癖を生じやすく性格障害を有する者が多い
   ……Palmer E. D.（1963）, Fhilips A. M.（1954）, Lawton M. P. et al.（1955）, Savage C. et al.（1952）
3. 急性膵炎,慢性膵炎に伴い精神神経症状が出現する（Pancreatic encephalopathy；膵性脳症）
   ……Schuster M. M.（1965）, Rothermich N. O. et al.（1941）
4. 膵がんの初期にうつ病を生じやすい（Premonitory depression 警告うつ病）
   ……Yaskin J. C.（1931）, Fras I. et al.（1968）
5. Cystic fibrosis（嚢胞性線維症）の精神症状と心理社会的問題
   ……Watson E. K. et al.（1992）, Tluczec A. et al.（1991）

表4-2 心身症（psychosomatic disorders）の定義

身体疾患の中で,その発症や経過に心理社会的因子が密接に関与し,器質的ないし機能的障害が認められる病態をいう。ただし,神経症やうつ病など,他の精神障害に伴う身体症状は除外する　　　　　　　　　　　　　　　　　　　　（1991年,日本心身医学会）

症の定義にあるように,慢性膵炎は,"発症"や"経過"に心理社会的因子が関与する"器質的病態"を示す疾患である。本稿ではまず,慢性膵炎という病気のアウトラインについて説明する。次いで,中枢と膵臓,およびストレスと膵炎との関連について説明し,なぜ本症が心身症としての病態を呈するのかについて述べる。最後に本症患者のパーソナリティと飲酒,脂肪食,喫煙との関係および本症における食と嗜好と心について言及する。

1.膵臓の位置と働き

簡単に膵臓の位置やその働きについて説明する（図4-1）。

膵臓は後腹膜腔にあり,胸椎XII,腰椎I・IIの高さで脊柱を横切り,長さは12〜25cm,幅3〜9cm,厚さ1.5〜3cm,重量は65〜160gの臓器で,頭部,体部,尾部に区分されている。また,膵臓は解剖学的に,①内分泌部（ランゲルハン

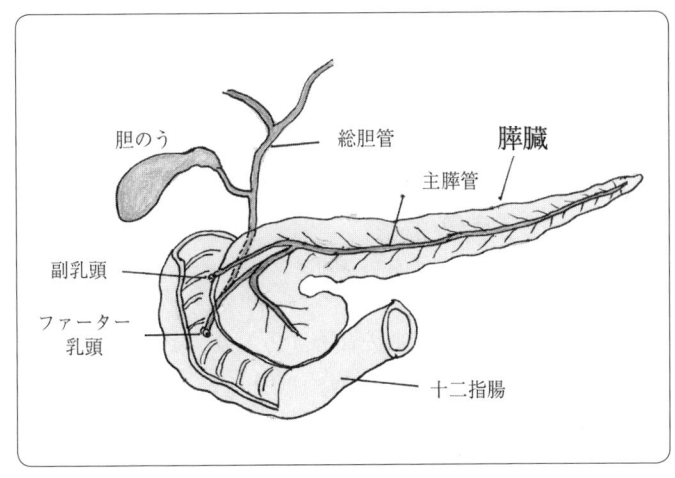

図4-1　膵臓の構造

ス島），②外分泌部（細葉基底細胞），③膵管系（腺房中心細胞，膵管上皮細胞），の3つに分けられる。膵液の分泌は1日1.5〜3Lに及び，無色透明でやや粘稠性，pH8.3のアルカリ性であり，タンパクの排出量は25〜50gに達する。膵液の分泌は持続性で，食事，循環血流，消化管ホルモン，内分泌性の影響や神経性の影響を受けている。特に食事の影響については脂肪の量・種類，タンパク・タンパク分解物，酸・アルカリの相違により膵液の分泌が異なることが知られている。自律神経系は膵液分泌の基礎的状態を保つために必要で，消化管ホルモンと協同して膵液分泌を調整している。

　膵臓には消化液を分泌する外分泌腺とホルモンを分泌する内分泌腺があり，その大きな役割は膵液の生成・分泌である。外分泌腺から分泌される消化液は三大栄養素の消化酵素を大量に含み，膵臓のこの機能なくして消化は不可能である。また，膵液は弱アルカリ性で胃において酸性になった食物を中和して消化酵素を働かせる。内分泌腺はランゲルハンス島（膵島）といわれ，$\alpha, \beta, \delta, \epsilon,$ ppの5つの細胞と血管より構成されている。ランゲルハンス島のβ細胞からは血糖を低下させるインスリンが，α細胞からは血糖を上昇させるグルカゴンが分泌され，両細胞により血糖の調整が行われる。インスリンの過剰な低下は

糖尿病の原因となる。このように，膵臓は消化と代謝のセンターとして重要な役割を担っている。外分泌腺から分泌された膵液は膵管に集められ，総胆管と合流してファーター乳頭から十二指腸に分泌される。

2．慢性膵炎という病気

(1) 慢性膵炎症例

　著者が治療していた慢性膵炎症例を紹介する。症例は50歳代男性，公務員，上腹部および背部の痛みが続き，原因が不明のため心療内科を紹介された患者である。著者が主治医となり入院にて精査した結果，慢性膵炎（確診例；膵石症）と判明した。完全癖，潔癖，真面目，几帳面，徹底性，責任感が強いといった強迫的なパーソナリティの持主である。たいへん厳しい両親に育てられたため，リラックスすることが苦手である。そのため，ストレスを抑圧する傾向が強く，また健康的なストレス解消手段をもっていない。腹痛の経緯と並行して飲酒量が増え，心理的・社会的ストレスとも相関してさらに飲酒量が増えている。また，脂肪食に対する嗜好が強い。慢性膵炎の診断後，治療によって禁酒を守る

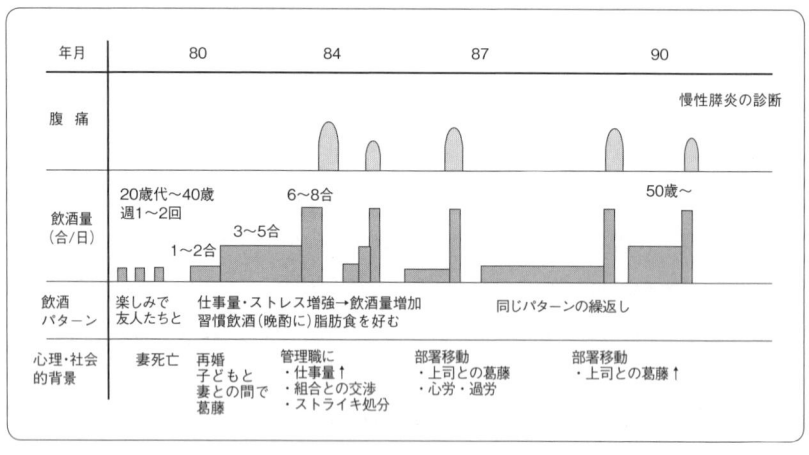

図4-2　慢性膵炎（確診例・膵石症）の経過（50歳代男性）

ようになり痛みもなく経過している。慢性膵炎の経過と飲酒量，飲酒の仕方の推移，心理・社会的要因との関係を大まかに理解してもらうため，図4-2として掲載する。

（2）慢性膵炎の頻度
　厚生労働省難治性疾患克服研究事業難治性膵疾患に関する調査研究班の全国調査によると，2011年の1年間に医療機関を受診した慢性膵炎患者数は約67,000人，人口10万人当たり52.4人と推定されている。また，この1年間に新たに慢性膵炎を発病した患者は約18,000人，人口10万人当たり14.0人である。

（3）慢性膵炎の診断
1）慢性膵炎の定義と診断基準
　慢性膵炎は1963年のマルセイユシンポジウムにおいて，病理形態学的な所見を中心に膵炎としての疾患概念が提唱されて以来，わが国においても本症の診断基準がしばしば検討のうえ変更されてきた。そして1995年の診断基準で①確診例（definite）と，②準確診例（probable），および，③疑診例（possible），④その他，に分類されるに至った。さらに2009年には厚生労働省難治性膵疾患に関する調査研究班，日本膵臓学会，日本消化器病学会により『慢性膵炎臨床診断基準2009』が作成され，①確診例，②準確診例，③早期慢性膵炎，に分類されるに至った。従来の"疑診例"が形態学的変化が認められる症例と認められない症例に分類されたわけである。しかし，現時点では"早期慢性膵炎"が果たして"確診例"，"準確診例"に移行するのかについては，今後，長期の経過観察による研究が必要とされる。

　なお，著者の研究した時期の診断基準は"確診例"と"疑診例"に分類されていた。その後，"準確診例"を加えた3群に分類されたのを機会に自験例を検討し，"準確診例"と"疑診例"に分けたうえで両者と"確診例"とを比較するかたちでの研究を行った。

診断には，患者に負担がかからず繰り返し施行可能な超音波検査（ultrasonography：US echo），コンピュータ断層撮影（computed tomography：CT），磁気共鳴胆管膵管造影（magnetic resonance cholangiopancreatography：MRCP）が有用である．最も診断価値の高い検査は内視鏡的逆行性胆道膵管造影（endoscopic retrograde cholangiopancreatography：ERCP）で，主膵管とその分枝部の形態を描出することにより診断する．しかし，造影剤を膵管に注入せねばならないため，しばしばERCP後膵炎を惹起するという患者への侵襲が問題である．また，セクレチン試験あるいはセルレイン・セクレチン試験は日本では施行できないため，その代わりに，膵外分泌機能検査（pancreatic functioning diagnostant：PFD試験）と便中キモトリプシン量が診断基準のなかに採用されているのが特徴である．

2）重症度分類

本症の重症度について，日本消化器病学会の『慢性膵炎診療ガイドライン』（2009）では，膵外分泌機能低下（PFD試験），膵管像の異常（ERCP），耐糖能の低下，疼痛，飲酒の有無，合併症の有無の各項目のスコアの合計により重症度と治療方針（要観察，外来治療，外来治療＋時に入院加療，入院加療など）が決定される．

3）成因と頻度

慢性膵炎の成因は，アルコール性慢性膵炎と非アルコール性慢性膵炎（特発性，遺伝性，家族性など）に大別される．さらに成因を分類すると，アルコール，喫煙，高カルシウム血症，副甲状腺機能亢進症，脂質異常症など毒物・代謝産物（toxic-metabolic），特発性（idiopathic），遺伝性（genetic），自己免疫性（autoimmune），再発性膵炎および重症急性膵炎（recurrent and severe acute pancreatitis），膵管融合不全（pancreatic divisum），十二指腸乳頭括約筋機能障害（sphincter of oddi dysfunction）などがあげられる．

2011年1年間のわが国の受療患者を対象とした慢性膵炎の全国調査によると，成因として最も多いのはアルコール性で67.5％，次に多いのが原因不明の特発性で20.0％である．成因には性差があり，男性ではアルコール性が最も多

く75.7％，続いて特発性が13.4％であったが，女性では特発性が最も多く51.0％，続いてアルコール性で29.5％であった。アルコール性は徐々に増加傾向にあり，特発性は減少傾向である。なお，全国調査によると，喫煙が慢性膵炎発症と進行のリスクであることが示唆され，慢性膵炎患者全体の喫煙率（現在も喫煙している）は42.6％（男性47.0％，女性22.4％）であった。これは一般の喫煙率より男性で約1.5倍，女性は2.3倍も高い。特にアルコール性慢性膵炎患者で喫煙率が高かった。

（4）診断のプロセス（図4-3）
1）上腹部不定愁訴として紹介されやすい慢性膵炎

本症は上腹部不定愁訴あるいは心因性腹痛として心療内科に紹介される頻度が高い。したがって，上記のような症状で紹介あるいは受診した患者に対し，必ず一度は膵疾患，特に慢性膵炎と膵がんを疑ってかかることにしている。無

```
・上腹部不定愁訴
・心因性腹痛
・慢性疼痛（腰背部痛）  ⇒  心療内科受診  ⇒  問診・面接・心理テスト
・慢性腹痛
・慢性下痢など

○症状（疼痛部位・食事との関連・姿勢・体重減少・便通異常）
○誘因（飲酒・脂肪食・ストレス）
○飲酒歴・喫煙歴                                        ⇒  理学的所見
○飲酒歴と心理社会的要因，症状との関連
○うつ状態の有無，パーソナリティー・行動パターンの評価

                      ○膵に一致した圧痛・叩打痛
    検 査  ⇐        ○膵圧診点
                      ○腰背部叩打痛
      ⇓              ○消化管・胆のうなどの
                        機能異常の所見
○腹部X線単純撮影
○生化学的検査（アミラーゼ・リパーゼ・エラスターゼ1・膵ホスホリパーゼほか）
○血糖・HgA1c・75gOGTT  ○腹部超音波検査・腹部CT・MRCP      ⇒  診 断
○ERCP  ○PFD試験・便中キモトリプシン活性                     （診断基準）
```

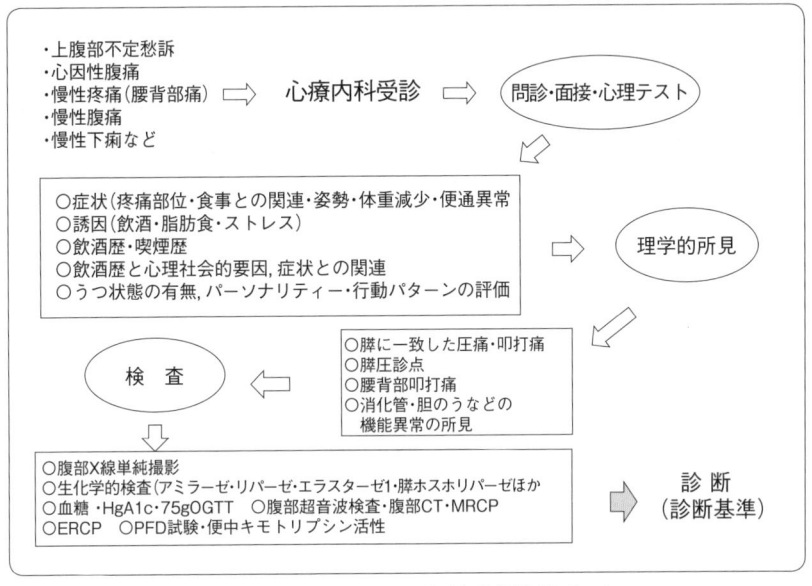

図4-3　心療内科における慢性膵炎診断プロセス

痛性の膵炎も存在するので注意を要する．移行期から非代償期になるにしたがい腹痛や背部痛といった疼痛が軽減していくので，医師も患者も膵炎が治癒に向かっていると誤って判断することがある．

2) まずアルコール歴，喫煙歴，食生活に注意する

上腹部不定愁訴の患者でアルコール歴のある者は必ず本症を疑い，精査する．アルコール性膵炎の場合，日本酒に換算して4～5合以上を10年以上飲んでいる者に多い．また，ヘビースモーカーが多いのも特徴である．喫煙は膵炎の進行を早め，重症化させやすいといわれている．喫煙（ニコチン）は胃酸分泌亢進，胃運動亢進，胃粘膜血流量低下，膵液（特に重炭酸塩）分泌の低下をきたす．

著者が調査したところ，飲酒と高脂肪食，高タンパク質食を摂っている者が多かった．診断や治療に際しては，飲酒の心理的背景を明らかにしておくことが必要である．後述するが，本症の患者にとって飲酒は社会適応をしていくうえで松葉杖のような役割を果たしている．禁酒だけを強いると，かえって痛みが増強したり不眠症やうつ状態に陥る患者をしばしば経験する．

問診の際には飲酒量だけでなく，次のような点を明らかにする．①飲酒を始めた年齢，②習慣飲酒になった年齢（晩酌など），③飲酒量が増えた年齢，④どのような場所で，誰と，どのような気分の時に飲むのか，⑤飲むとどのような気分になるのか，⑥飲酒量の増加と症状との関連，⑦飲酒歴と生育史との関連，⑧禁酒を試みたことがあるか，など，病歴や生育史と飲酒パターンとの関連について明らかにする．

3) 膵臓の診察と生化学的検査

初診時，慢性膵炎を疑い診察する場合，膵に一致した叩打痛の有無（上腹部，背部を手拳および腱反射に使うハンマーにより行う．その際，膵頭部は比較的後腹膜に固定されていないため立位にすると下垂し診察しやすい），膵圧診点（工藤氏P点，高山氏P点，ほか），血・尿中アミラーゼ，血中リパーゼ，便中キモトリプシン量，エラスターゼⅠ，膵ホスホリパーゼなどの生化学的検査，腹部単純X線撮影（正面撮影だけでは腰椎と重なって膵石が見逃されることがあるため必ず第

一斜位も撮影する）などが，慢性膵炎の診断の first step である。痛みが長く続く患者では痛みに対する不安や抑うつなどの心理的要因が加わり，治療が困難になる。なかには鎮痛剤や麻薬への薬物依存に陥っている症例をしばしば経験する。できるだけ早期に診断することが大切である。

4) 画像検査

腹部超音波検査は侵襲が少なく手軽に行える検査である。しかし，診断率は48〜83％であり，腹部ガス，腹部脂肪などに影響されるため，膵全体の描出ができるわけではない。したがって，他の検査へ進めるためのスクリーニングとして用いる。CT 検査は膵石灰化の程度と広がりの描出能に優れ，侵襲も比較的少ないのであるが，初期慢性膵炎の診断感度は十分ではない。

MRCP は侵襲が少なく，ERCP に代わりうる検査法として有用性が認められている。しかし，ERCP のように慢性膵炎の軽微な変化を捉えることは難しい。初期の膵炎や膠原病の際にみられやすい限局性膵炎や早期膵がん診断にはERCP のほうが有用である。ただ，慢性膵炎の診断のためだけに ERCP を行うことは偶発症のリスクがあるため，注意が必要である。

本症は慢性疼痛に陥りやすく，慢性腹痛のなかで最も多い診断名が慢性膵炎である。慢性疼痛に陥っている患者は，しばしば過敏性腸症候群などの機能性胃腸障害を併発している。膵炎の症状よりも，併発している機能障害に基づく症状が主体である場合がある。そのため，消化管の機能異常の診断や治療を合わせて行わなければならない。

疑診例・準確診例では軽症うつ病を併発している場合が認められる。うつ病では耐糖能の異常が約 60％に認められるといわれ，またアミラーゼの異常をきたす症例が多いとの報告もある。このような症例では抗うつ剤の投与によりペインコントロールが可能であり，うつ状態の改善とともにアミラーゼや耐糖能も正常化することが多い。

3．慢性膵炎の経過と治療

　慢性膵炎の病期は潜在期，代償期，移行期，非代償期に分けられる。また，わが国の場合，アルコール性膵炎が最も多く，非アルコール性に比べて高度な形態的・機能的障害を示す。したがって身体面からみると，慢性膵炎の臨床像や病態は，その成因や時期により異なるわけである。代償期から移行期にかけ，急性再燃時は急性膵炎に応じた治療が，寛解期には腹痛などの消化器症状や成因の除去を目的に，食事や禁酒を含めた生活指導と教育が治療の中心になる。
　移行期の途中から非代償期においては，腹痛などの消化器症状は軽減するが，膵機能障害が強くなるため，糖尿病や消化吸収障害による症状が主体になる。そのため，糖尿病の治療と消化吸収障害に伴う栄養障害に対する治療が身体的治療の中心になる。なお，潜在期や代償期の初期の早期診断と進展の予防が最重要であることはいうまでもない。厚生省特定疾患慢性膵炎調査研究班による『慢性膵炎の臨床経過からみた治療方針』のなかで，心身医学的アプローチの中心は，①臨床症状に対する対策→慢性疼痛の治療，②日常生活の管理→脂肪食嗜好など食行動の修正，③心理的背景を踏まえた禁酒の指導，④心身のストレスに陥りやすい行動パターンの変容，である。心身医学的治療の基本について下記に述べる。

（1）慢性疼痛としての治療
　内科的治療に加えて，抗不安薬や抗うつ薬を心理状態に応じて投与する。消化管の機能異常を併発している場合には，消化管機能改善薬などを適時併用する。慢性疼痛に陥っている場合には，ペインスコア表を用いて自己観察，自己評価を行うといったセルフケアの方向に治療を進める。日常生活のなかで1～3日の絶食を指導することにより痛みがコントロールされる症例もある。

（2）セルフケア
　慢性膵炎患者の飲酒は，経験上，禁酒可能な患者が多い。しかし，彼らの飲

酒には心理的背景があり，飲酒は社会に適応するための松葉杖のような役割を果たしている点については先述した。また，飲酒によって初めてリラックス可能な彼らのパーソナリティ特性に十分配慮しながら禁酒を指導する。本症患者の飲酒を含めた歪んだ生活習慣を，より健康な方向に修正し変容していくためには，行動医学的アプローチが必要である。

　慢性膵炎の治療の原則は内科的治療に並行して，①あたたかい人間的な治療関係，②セルフケアへの治療方向（セルフコントロール法が治療技法の中心），③内面への気づきを高める治療（バイオフィードバック，自律訓練法など），④ライフスタイルの修正を通しての生きがいへのアプローチ，⑤患者教育，である。セルフケアは医師主導型の治療関係から患者中心の治療関係に変えていくことに意味がある。

4．中枢（脳）と膵

(1) 中枢（脳）と膵機能

　中枢と膵，特に膵外分泌機能との関連についての報告は，主として表4-3の

表4-3　中枢と膵外分泌機能

1. 膵外分泌には脳相（cephalic phase）が存在する
 　　……Pablow I. P. (1902), Sarles H. et al. (1968)
 　　　　Novis B. H. et al. (1971)
2. 膵外分泌に中枢性統御機構が存在する
 　　……Gilsdorf R. B. et al. (1966), Rose C. et al. (1980)
 　　　　Rozin D. G. (1981), Katschinski C. et al. (1992)
3. 膵外分泌機能調整に関する自律神経系の関与
 　　……Malagelada J. R. et al. (1974), Ihse I. et al. (1980)
 　　　　Demol P. et al. (1980)
4. 中枢性薬剤の膵外分泌機能に及ぼす影響
 　　……伊藤順二 (1969), Spitael S. J. (1983), Mine K. et al. (1985)
 　　　　高橋　進・他 (1985)
5. 脳相の膵血流動態に及ぼす影響
 　　……Kawano T. et al. (1983)

ように5つに分けることができる。

Gilsdorfら[1,2)]はPreshaw-Grossman型膵瘻犬を用いて中枢の膵外分泌機能に与える影響を検討した。電極を定位的（stereotaxic）に視床下部腹内側核に挿入し，その前部を刺激すると副交感神経緊張が，後部を刺激すると交感神経緊張が高まることから，外因性セクレチン刺激下に膵外分泌を観察し，前部の電気刺激を行うと持続的な膵外分泌の増加が認められ，後部の電気刺激を行うと一時的な低下を認めている。その際，膵管内圧を測定し，前部刺激で膵管内圧は下降，後部刺激では膵管内圧は上昇し，膵液の貯留が認められた。これらの結果は，後部刺激による交感神経緊張により，なんらかの形の膵管内圧抵抗（ductal resistance）の発生が括約筋機構（sphincter mechanism）により生じたことが推測される。

Kawanoら[3)]は，イヌの膵血流を測定している際にイヌを憤怒状態にすると膵血流が著明に減少することを見いだし，それに伴う膵外分泌の変化を観察し報告している。

著者ら[4)]も，視床下部上位中枢として情動行動や自律神経機能の調節に重要な役割を果たしていると考えられている扁桃体と膵外分泌との関係をラットを

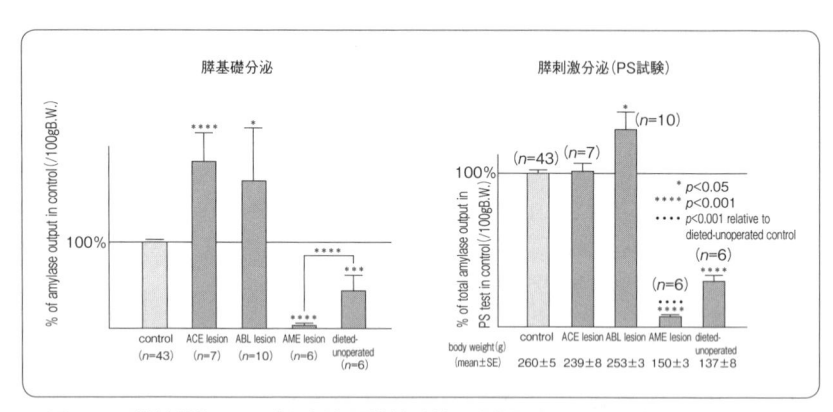

図4-4 膵外分泌に及ぼす大脳扁桃体破壊の影響（24時間絶食，破壊8日後）
ACE：扁桃体中心核破壊群，ABL：扁桃体外側基底核破壊群，AME：扁桃体内側核破壊群，dieted-unoperated：体重減少が著明な内側核破壊群と同様な体重減少を示すように，節食制限のみ行った群。

用いて検討し，膵外分泌の中枢性調節における扁桃体の果たす役割を明らかにし報告した（図4-4）。また著者ら[5,6)]は，ラット側脳室内に抗うつ薬〔アミトリプチリン（amitriptyline），マプロチリン（maprotiline），スルピリド（sulpiride）〕を投与し，中枢性の膵外分泌抑制作用や亢進作用が抗うつ薬にあることを明らかにした。

以上の研究より，膵外分泌機能には中枢性調節機構が存在し，膵炎の発症や再発に心理的ストレスも関与していることが考えられる。

（2）中枢（脳）と実験膵炎

この方面での重要な研究に，Mallet-Guy らや Gilsdorf らの報告があげられる。

Mallet-Guy ら[7)]は，左側腹神経叢を電気刺激することにより急性膵炎を発生させ，さらに弱い電気刺激を繰り返し続けることにより，初めて慢性膵炎を作製した。また，先述した Gilsdorf ら[2,8)] は電極を stereotaxic に腹内側核に挿入し，その後部を電気刺激し，同時に主膵管に実験的操作を加えて膵炎を作製している。すなわち，彼らは一連の実験の結果，交感神経系の電気刺激は慢性膵炎型の特徴を示す胆汁注入膵炎を急性型に増悪させ，十二指腸乳頭の痙れん（spasm）と膵管内圧上昇と膵液のうっ滞が膵炎発症の重要な因子であると述べている。

（3）実験ストレス膵炎

ラットに水浸拘束ストレスとセルレインの血管内注入により実験的に急性および慢性膵炎モデルを作製した Yamaguchi ら[9)] や Takano ら[10)] の一連の報告がみられる。彼らはセルレイン大量投与による浮腫性膵炎に水浸拘束ストレスを加えることにより，ストレス誘発性出血性膵炎を，また同操作の反復により，慢性膵炎様の組織学的変化をきたす実験的ストレス誘発慢性膵炎を作製した。Takano らは，慢性ストレス刺激の膵に対する影響について，セルレイン＋ストレス群，セルレイン群，ストレス群およびコントロール群について検討した。

その結果，セルレイン+ストレス群では，4カ月で膵臓の著明な萎縮と血管の拡張および一部に出血の残存を認め，セルレイン単独群では著明な変化を認めなかったとしている。ストレス単独群でも，4カ月で血管の拡張と一部に出血を認めた。

彼らは一連の実験結果より，以下のように考察している。
① ストレスによる局所の循環障害に引き続く血管内のフリーラジカル（free radical），血小板凝固活性因子（PAF）の発生により膵病変が増悪する。
② 慢性ストレス刺激は慢性膵炎発症の一因子である。
③ 長期反復する水浸拘束ストレスと過剰なセルレインの膵臓への刺激は，膵臓に対する相互の作用を増強し，著明な膵外分泌障害を誘発する。
④ 慢性ストレス刺激は，膵に脂肪変性，線維増生，腺細胞の脱落などの慢性病変を発生させる一因である。

実験ストレス膵炎モデルとして容易に作製できる点も含めて，重要な示唆に富んだ研究であるが，この研究対象となったストレスはどちらかといえば身体的ストレス（physical stress）であり，情動ストレス負荷による実験モデルの作製ではない。

5．慢性膵炎患者のストレスと食習慣

わが国における慢性膵炎の心身医学的側面についての研究は，著者ら[11-13]の研究があり，精神医学的側面については岡本ら[14,15]の報告がみられる。ストレスと慢性膵炎との関連と本症の心身医学的側面について著者らの研究を中心に述べる。

（1）慢性膵炎（確診例）患者のストレスと飲酒，食行動

慢性膵炎確診例，準確診例，疑診例を比較しつつ，69例を対象にした本症の心身医学的側面についての検討結果をまとめると，次のようになる。
① CMI健康調査票（Cornell Medical Index：CMI）や矢田部ギルフォード

性格検査（YG性格検査）など，表面的な心理状態を評価する心理テストでは準確診例・疑診例に神経症的傾向が強く，社会的不適応を起こしている者が多い。一方，確診例では神経症的傾向は少なく，社会的適応度も高い。
② ロールシャッハテストなどの深層心理を評価する心理テストでは，逆に確診例に問題のある症例が多い。
③ 厳格，凡張面，抑制的，完全癖が強くリラックスできないといった強迫的性格傾向を認め，性格の歪みをもつ者が多く，この傾向は確診例に強い。
④ 性格の形成に関与する生育史については，幼児期より母親との情動的コミュニケーション（emotional communication）の機会を逸し，人生早期に分離不安や依存欲求を抑圧せざるをえない生育史をもつ者が多い。また，人生早期の両親との生別・死別を経験している患者はアルコール性膵炎に限ると40％を超える。両親や養育者の厳しいしつけに応えるべく，過剰適応的で強迫的な性格が形成される。この傾向は確診例により著明である。
⑤ 一方，本症患者の生活習慣に目を向けると，確診例では88％に飲酒癖を認め，その多くが大量飲酒者（heavy drinker）である。脂肪食に対しても嗜癖ともいうべき食習慣をもつ者が確診例に多く，同時に大量喫煙者（heavy smoker）も多い。準確診例・疑診例では各々30％と20％に過ぎない。また，生活習慣の歪みは強迫的性格傾向の強い者ほど顕著であることもわかった。

本症の心身医学的病態をまとめると図4-5のようになる。慢性膵炎患者にみられる生育史に由来した強迫的性格は，社会生活において過剰適応という行動パターンに発展し，このような行動パターンは常に慢性の緊張を招来し，その程度は強迫的性格傾向の強い確診例ほど高くなる。確診例においては飲酒によって緊張を解消してバランスをとり，みかけ上適応しているようであり，過剰適応→ストレスの蓄積→飲酒によるストレスの緩和といったパターンが生活習慣のなかで固定しているものと思われる。確診例における飲酒行動も，性格傾向に基づく行動習慣と考えられ，現実生活面でのストレス状況はなくても，

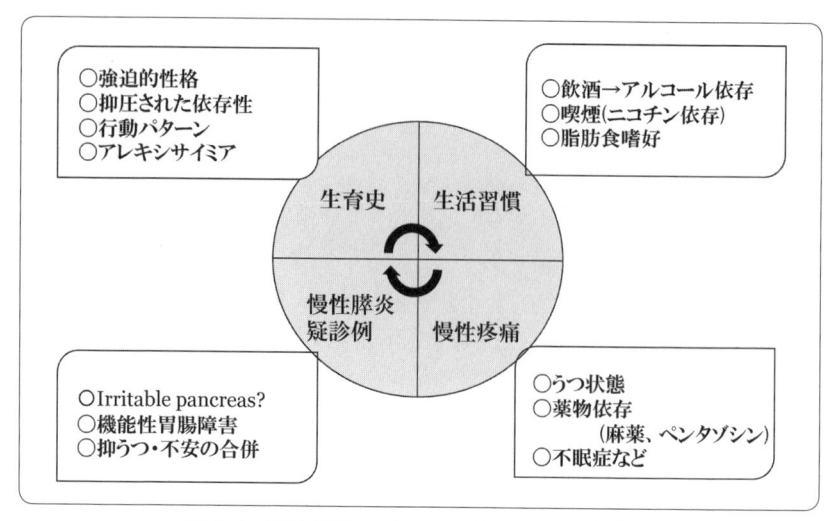

```
┌─────────────────────────────────────────────────────────┐
│  ┌──────────────┐                    ┌──────────────┐   │
│  │○強迫的性格    │                    │○飲酒→アルコール依存│   │
│  │○抑圧された依存性│      生育史 生活習慣  │○喫煙(ニコチン依存)│   │
│  │○行動パターン  │         ↻          │○脂肪食嗜好   │   │
│  │○アレキシサイミア│                    └──────────────┘   │
│  └──────────────┘    慢性膵炎                           │
│                      疑診例 慢性疼痛                     │
│  ┌──────────────┐                    ┌──────────────┐   │
│  │○Irritable pancreas?│              │○うつ状態      │   │
│  │○機能性胃腸障害 │                    │○薬物依存      │   │
│  │○抑うつ・不安の合併│                  │   (麻薬、ペンタゾシン)│
│  └──────────────┘                    │○不眠症など    │   │
│                                      └──────────────┘   │
└─────────────────────────────────────────────────────────┘
```

図 4-5　慢性膵炎の bio-psycho-social な側面

ストレスの蓄積を招きやすい生活習慣の歪みそのものが発症や持続に関与するといった二次的な心身相関の病態が考えられる。

　心理的ストレスは誰の目にも明らかに見える現実的なストレスの場合と，パーソナリティに由来したストレスに陥りやすい行動や生活習慣に反映される場合もあるわけである。慢性膵炎の発症は，まさに後者の場合のストレスが関与している。しかし，再発や増悪の因子として，現実的なストレス→飲酒といったパターンや，現実的なストレスそのものが関与する場合がある点については，臨床的にも実験的にも明らかである。

(2) 疑診例・準確診例のストレス

　疑診例・準確診例が果たして慢性膵炎の初期像なのか軽症例なのか，それとも別の病態なのかは現在のところ明らかではない。準確診例は慢性膵炎の軽症例～初期像の可能性が強いものと推測される。しかし，疑診例は内科的治療に抵抗するものも多く，心身症的な要素が感じられることが少なくない。疑診例が現実的なストレスが関与し発症する場合や，うつ状態に伴う症例をしばしば

経験する。著者らは，疑診例・準確診例が心身症として取り扱われるべきか否かについて，疑診例・準確診例50例を対象に確例30例と比較しつつ検討した[16,17]。その結果をまとめると次のようになる。

① ERCP検査時の造影剤を膵管に注入した際の疼痛再現頻度が86％に認められた，②頭痛（筋緊張型頭痛，片頭痛など），不眠，アレルギー疾患の合併・既往などの頻度が有意に高い，③腹部手術の既往の頻度は，確診例の10例 (33%) に比べ疑診例・準確診例では40例 (80%) と有意に高い，④過敏性腸症候群，胆道ジスキネジーなどの消化管機能異常を合併する頻度が確診例に比べ有意に高い，⑤うつ状態の合併頻度について，確診例の1例 (3%) に比べ，疑診例・準確診例では27例 (54%) と有意に頻度が高い，⑥腹痛に対し，抗うつ剤の効果が高い。

確診例と同じく強迫的性格傾向の強い疑診例・準確診例の慢性の緊張は，解消されないまま慢性のストレスとなる。最近では"過敏性消化管（irritable gut）"という概念も提唱され，われわれは特に疑診例を膵液の過分泌，ファーター乳頭のスパスムによる膵管内圧亢進などの機序による可逆的な機能異常に基づく病態ではないかと推測し，"過敏性膵（irritable pancreas）"なる膵の機能的な病態があるのではないかと考えている。

6．嗜好品・食習慣と気づきの障害

(1) アレキシサイミアと心身症

1) アレキシサイミアとは

1978年にSifneos[18]は消化性潰瘍や潰瘍性大腸炎患者の精神分析治療を通じて，心身症患者に以下のような特徴があることを指摘し，アレキシサイミア（alexithymia）と名づけた。このような現象はSifneos以前にも臨床の場で観察されていた。

① 想像力（ファンタジー）が貧弱で心的葛藤を言語化するのが困難である。
② 情動を感じることと，その言語表現が制限されている。

③ 事実関係を述べたてるが，それに伴う感情を表出しない。
④ 面接者との情動的な交流が困難である。

わが国では池見酉次郎により紹介され，当初より"失感情症"という訳語が当てられた。Sifneos によれば a=lack（非），lexis=word（言葉），thymos=mood or emotion（感情）から成る造語である。患者は内的な情動や感情を表現し言語化するする能力を欠いているが，感情が欠損した状態にあるのではない。"失感情症"という訳語はその意味では適切でない。

2）アレキシサイミアの発症機序

アレキシサイミアの発症機序について神経解剖学的・神経生理学的・精神力動的立場，学習理論，社会文化的側面などさまざまな仮説が提唱されているが，客観的に検証されたものではない。①新皮質と大脳辺縁系，視床下部との間の機能的乖離によるという説，②遺伝的・体質的影響によるという説，③人生早期の母子関係によるとする説，④生活習慣，社会文化的環境によるとする説，などがあげられる。

例えば，Nemiah[19] は大脳辺縁系に情報過程が生じても，それが連合線維を経て新皮質に情動として体験し認知されないことがアレキシサイミアの病態であるとしている。この考えを支持する現象として，Hoppe は左右の大脳半球を結ぶ脳梁切断手術後にアレキシサイミアの傾向が著明に出現するという報告をしている。

McDougal は本能的活動が直接身体に影響するような性格特性を心身医学的性格構造（psychosomatic personality structure）と呼んで，生育歴上の問題とアレキシサイミアを関連づけ，西園はアレキシサイミアが乳幼児期の情緒的応答性の発達障害に起因すると想定している[20]。まとめると，Sifneos や Nemiah のボストングループは，アレキシサイミアの原因を遺伝的・解剖学的な脳の欠陥にあると想定し，Marty と de M'Uzan らのパリグループやイギリスの Stephanos は，アレキシサイミアと同様の現象を観察し，乳幼児の母子関係の障害をアレキシサイミアの原因として重視している。

いずれにしろ，アレキシサイミアの発症機序については現在も明らかにされ

ていないが，複合的な要因がアレキシサイミアの発症機序や病態にかかわっているものと考えられ，心身症の発症機序を考えるうえで重要な概念である。なお，アレキシサイミアの測定法として，現在ではトロントアレキシサイミアスケール（Tronto Alexithymia Scale：TAS）が世界的に用いられている。

さて，上述したアレキシサイミアは慢性膵炎の発症やアルコール，喫煙，食行動にどのようにかかわっているのであろうか。

（2）パーソナリティと行動パターン・食行動

虚血性心疾患患者（狭心症・心筋梗塞）はタイプA行動パターンをとる者が多いことは，1950年代にアメリカのR.RosenmanとN.Friedmanにより発見された。世界的に承認されたこの行動パターンは，虚血性心疾患発症の重要な因子である。タイプAの特徴として，性格面では競争的，野心的，精力的，行動面では機敏，せっかち，早食い，高脂肪食の摂取，身体面では高血圧，高脂血症である。

タイプAの人は，自らストレスの多い生活を選び，ストレスに対しての自覚があまりないままに生活する傾向がある。パーソナリティに根差した持続的・慢性的なストレスは交感神経系の過緊張による血圧の上昇や脈拍数の増加を生じる。その結果として循環器系に負担がかかり，虚血性心疾患の発症に関係するものと考えられる。しかも多くの患者はストレスへの気づきに欠けている。

虚血性心疾患患者のパーソナリティは対人関係，仕事の仕方，食べ方などの行動パターンに反映される。彼らの行動パターンにより生じる持続性過緊張を緩和する手段としての喫煙や過食は，運動不足と歪んだ食習慣と相まって深く本症とかかわっている。タイプA行動パターンの人の心筋梗塞による突然死の頻度は，そうでない者の10倍といわれる。

（3）気づきの障害と嗜好品

Eysenckら[21]は，喫煙者は外向的性格が強いと指摘している。またKissen[22]は肺がん患者の心身医学的研究によって，本症患者では神経症的傾向は少ないが，情動のはけ口が少なく（emotional poor outlet），喫煙が情動のはけ口になっていると述べている。Eysenckは外向的性格傾向の強い者の特徴として，覚醒水準が低く，喫煙といった外部刺激を取り入れることで覚醒水準を絶えず引き上げようとしているのではないかという仮説を述べている。小川[23]も，喫煙者の外向的性格傾向について，感覚刺激性飲食物嗜好傾向にあると述べている。われわれも神経症，過敏性腸症候群（かつては大腸神経症と言われていた）患者の飲酒・喫煙習慣を調査したことがある。彼らは，慢性膵炎やその他の器質的疾患群，健常人群よりも飲酒・喫煙習慣の頻度は低かった。EysenckやKissenらの研究とも考え合わせると，嗜好品に対する習慣や嗜癖的行動は，①外向的性格傾向を有する，②神経症的傾向が少ない，③情動のはけ口が少ない，④覚醒水準が低く内的気づきに乏しい，といった特徴を有する性格傾向との関連が強いように考えられた。

（4）慢性膵炎患者の気づきの障害と嗜好品，食行動

著者が慢性膵炎の研究に本格的に取り組み始めたのは1975年である。ちょうどアレキシサイミアの概念や特徴がわが国に入ってきた時期と重なる。著者は慢性膵炎確診例患者とアレキシサイミアの特徴が一致していることに驚いた。そこで，慢性膵炎患者のアレキシサイミアとしての側面について述べ，本症患者の気づきの障害とパーソナリティ，行動パターンと嗜好品，食行動，食生活との関連について述べてみたい（図4-6）。

前述した慢性膵炎の生育史より，彼らはすでに幼児期より両親，特に母親との情動的コミュニケーション（emotional communication）に欠けていたため，人生早期より知的レベルでの交流を余儀なくされ，このような交流が習慣化していったものと考えられる。分離体験（separation experience）も母親とのemotional communicationの機会を逸し，人生早期に分離不安や依存欲求を抑圧せざるをえず，両親あるいは養育者の厳しい躾に応えるべく強迫的性格傾向が形成されていったものと推測される。両親にも患者と同様の性格傾向をもつ

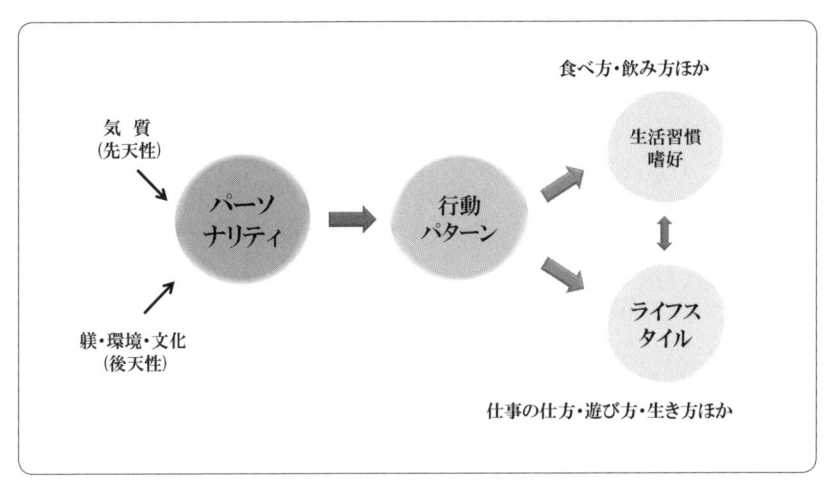

図4-6 パーソナリティと生活習慣（食べ方ほか）

者が多く認められ，遺伝的素因に支配されていることも考えられる。前述したHeibergやHoppeらの研究と考え合わせ，たいへん興味深い。

狭心症・心筋梗塞など虚血性心疾患患者に多くみられるタイプA行動パターンの疫学的研究と行動科学的研究で著名なR.B.Williams教授は，このような行動の原点に人生早期の母子関係における"甘え"の欠如を指摘している。特に，人生早期における母親との一体感や感情交流の欠如，母親に無条件に受容された体験の乏しさは，成人後のアレキシサイミアにみられる気づきの障害の原点ではないかと考えられる。虚血性心疾患患者のこのような人生早期における愛情欲求の抑圧と愛情承認のための際限ない努力は，成人後の強迫的・野心的な行動パターンに発展する。一方，慢性膵炎患者のなかでもアルコール性膵炎では愛情欲求の抑圧をアルコールに依存するというかたちで解決しつつ，その結果として膵炎という病気に陥っているものと考えられる。

慢性膵炎患者の適応状況は過剰適応傾向（over-adaptation tendency）が強く，その傾向は確診例で最も高い。重症型の確診例では面接や表面的な心理テストにおける一次的ストレスの関与は認めがたく，健常人との違いも認められない。このような結果は深層心理を評価する投影法（ロールシャッハ試験ほか）や

心理面接による生育史の結果とは乖離がある。彼らのストレスは性格に根差し自ら生み出す内的ストレスであり，パーソナリティに基づく行動パターンと生活習慣そのものが問題である。彼らがこのような内的ストレスに気づいていない点については前述した通りである。これらの乖離を埋め，社会適応するための手段が飲酒，喫煙，脂肪食嗜好である。特に飲酒は彼らの情動の唯一のはけ口である。

慢性膵炎患者が脂肪食に対して嗜癖的食行動を起こすのはなぜなのかは，よくわからないが，アンドルー・ワイル（『医食同源』角川書店，2000年）は，「食行動に嗜癖的パターンを形成している人は，しばしば不安の解消や抑うつの緩和のために，また自らの感覚を麻痺させるか，不快な心理状態を解消するために食べる。なぜなら，食べもの自体と食という行動が，快楽・興奮・気分などを調整している中枢に神経化学的な変化をもたらすからである」と述べている。嗜癖的食行動を伴う病気には摂食障害や肥満症もある。今後の研究が待たれる。

文 献

1) Gilsdorf R.B., Pearl J.M. and Leonard A.S.：Centralautonomic influences on pancreatic duct pressure and secretory rates. Surg Form, 1966；17；341-342.
2) Gilsdorf R.B., Urdaneta L.F., Delaney J.P. et al.：Centralnervoussystem influences on pancreatic secretion, sphincter mechanisms and their role in the course of pancreatitis. Surgery, 1967；62；581-588.
3) Kawano T., Inoue K., Shimada K. et al.：Studies on pancreatic blood flow in consciousdog（Ⅱ）. Role of the cephalic phase. Jpn J Gastroenterol, 1983；80；1468-1474.
4) Mine K., Tsuruta N., Nakai Y. et al.：Effects of small amygdaloid lesions on pancreatic exocrine secretion. Brain Res, 1985；340；9-18.
5) Mine K., Nakai Y., Tsuruta N. et al.：Effect of sulpiride on pancreatic exocrine secretion in rats. Biomed Res, 1985；10（Suppl.）；77-81.
6) 高橋 進，石川俊男，美根和典・他：抗うつ剤のラット膵外分泌機能に及ぼす影響について．日膵研プロシーディングス，1985；15；41-42.
7) Mallet-Guy P., Jean-Jean R., Feraldi J. et al.：Provocation experimental de

pancreatitis aigues par excitation electrique de splanchnique gauche. Lyon. Chir, 1944；39；437-447.
8) Gilsdorf R.B., Long D., Moberg A. et al.：Central-Nervous-System influence on experimentally induced pancreatitis. JAMA, 1965；192；394-397.
9) Yamaguchi H., Kimura T., Nawata H.：Does stress play a role in the development of severe pancreatitis in rats? Gastroenterology, 1990；98；1682-1688.
10) Takano T., Kimura T., Yamaguchi H. et al.：Effects of stress on the development of chronic pancreatitis. Pancreas, 1992；7；548-555.
11) Nakai Y., Araki T., Takahashi S. et al.：Chronic pancreatitis as psychosomatic disorder. Psychoser Pychosom, 1983；39；201-212.
12) Nakai Y., Sugita M., Nakagawa T. et al.：Alexithymic features of the patients with chronic pancreatitis. Psychoser Pychosom, 1979；31；207-217.
13) 中井吉英, 中川哲也, 荒木登茂子・他：慢性膵炎の心身医学的研究（第1報）—確診例と軽症・疑診例の比較. 心身医学, 1978；18；267-275.
14) 岡本重慶：膵炎をめぐる精神医学的諸問題（第1報）—心身症としての膵炎の類型について. 臨床精神医学, 1980；9；85-96.
15) 岡本重慶, 間島竹二郎：膵炎をめぐる精神医学的諸問題（第2報）—臨床脳波学的研究. 臨床精神医学, 1980；9；1071-1080.
16) 中井吉英, 美根和典, 高橋　進：膵炎と心身症. 最新醫學, 1988；43；1075-1081.
17) Nakai Y., Mine K, and Nakagawa T.：Psychosomatic medical view of mild chronic pancreatitis. Biomed Res, 1989；10（Suppl.）；71-76.
18) Sifneos P.E.：The prevalence of 'Alexithymic' chracteristic in psychosomatic patients. Psychother Psychosoma, 1973；22；255.
19) Nemiah J.C.：Denial revisited：Reflections on psychosomatic theory. Psychother Psychosoma, 1975；26；140.
20) 西園昌久：アレキシサイミア再考. 心身医学, 1991；31；9-15.
21) Eysenck H. J. et al.：Smorking and personality. Br Med J, 1960；1；1456.
22) Kissen D. M.：Personality characteristics in males conductive to Lung cancer. Br J Med Psychol, 1963；36；27.
23) 小川　浩：喫煙の行動心理学. 日本公衆衛生雑誌, 1980；27（特附）；173.

参考文献

1) 中井吉英：慢性膵炎における気づきの障害. メディカル・ヒューマニティ, 1986；5；62-69.
2) 中井吉英, 美根和典：ストレスと膵疾患. 臨床消化器内科, 1993；8；1383-

1391.
3) 橋爪　誠, 中井吉英：心身症とアレキシサイミア. 病態生理, 1994；13；184-190.
4) 中井吉英, 橋爪　誠, 福永幹彦・他：内科領域におけるアレキシサイミアの臨床像について. 心身医学, 1993；23；41-47.
5) 中井吉英：慢性膵炎の心身医学的アプローチ. 心身医学, 2011；51；81-85.
6) 織田敏次, 石井兼央, 内藤聖二：膵臓の病気. 中外医学社, 1971.
7) 厚生労働省難治性疾患に関する調査研究班（編）：慢性膵炎臨床診断基準2009. 膵臓, 2009；24；645-646.
8) 難病情報センター：慢性膵炎（http://www.nanbyou.or.jp/entry/334）
9) 清水京子, 白鳥敬子：慢性膵炎—新しい概念と診断・治療の展開. 臨牀消化器内科, 2014；29；510-515.

第2部

食は心にどのように影響するか

第5章

五感と脳と心
──味覚を中心として

本 庄　　巌*

1. はじめに

　われわれが外界から絶えず受け取る情報は，般若心経で示される通り「眼，耳，鼻，舌，身」を介して入る視覚，聴覚，嗅覚，味覚，触覚の5つの感覚である。このうち味覚が主役を担う摂食行為では，味だけでなく食物の匂いを感知する嗅覚，食物の色や形を見る視覚，口腔内での食物の硬さや粘度などを感知する触覚，咀嚼に際しての音を感知する聴覚と，ほぼすべての感覚が動員される。また手指で食物を口に運ぶ民族では指の触覚も味覚を補助する感覚となる。この五感はいずれも大脳に到達して認知されるが，さらに大脳に覆われた旧脳で生じる快・不快などの情緒的な要素も加わって，最終的には心経で"意"とされる心の動きとして捉えられる。

　現代はグルメ志向の時代といわれ，ミシュランの星を競うレストランや料亭，行列のできるラーメン店など人々の関心は味覚にあるといえるが，先の食品表示偽装事件のように，視覚や聴覚を介して入る言語情報が美味しさに影響する場合もあるようだ。以下に五感の観点から味覚を捉え，これにかかわる脳や心についても考えてみたい。

＊　京都大学名誉教授

2．味覚と嗅覚との関係

　摂食という生命維持に必須の行為の主体をなす味覚が，同時に嗅覚とも分かちがたく結びついているのは，口腔と鼻腔とが後方でつながっていて，前方の鼻（前鼻孔）から入る食物の匂いとともに，食物を咀嚼・嚥下する際に鼻腔後方からも鼻腔の天井部分にある嗅細胞に匂いが到達することによる（図5-1）。さらにこれらの感覚の脳での認知部位が近接しており，2つの感覚が密に関係していることがわかる。

　後述の進化の項でも触れるが，動物にとっては味覚と嗅覚とは互いに相補って摂食という生命維持の行為を行っている。すなわち遠くにある食物をまず嗅覚で見つけ，次いで有毒な食物ではないかを匂いを嗅いで調べる。いわば嗅覚による遠隔チェック段階がある。次に食べ物を舐めたり口に入れたりして食べてよい食物かどうかを直接的に味覚でチェックを行う。嗅覚は気体に含まれる化学的な成分を，味覚は液体に含まれる化学成分を検知することで，食物の性状を共同で感知する機構となっている。このような外界の化学的環境の変化を検知する機能は，視覚や聴覚などの高次機能が未発達の原生動物でも生命維持の手段として働いているものと思われる。

　味覚という感覚はかなり主観的な面があって，ある人には美味しいものが別

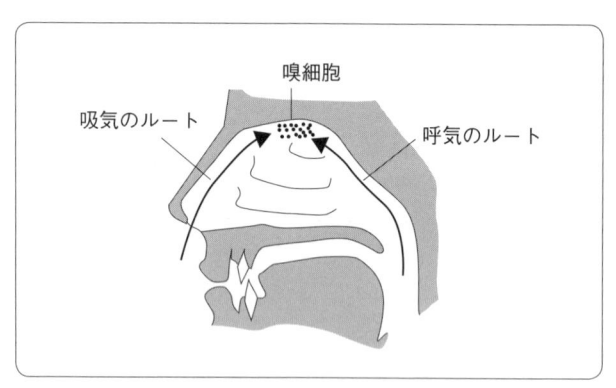

図 5-1　鼻腔と咽頭からの匂いの経路

の人には不味く感じられたり，ある民族では美味な食品が別の民族では不味い食品になったりする。これには食物の匂いに原因がある場合が多く，例えば欧米人に納豆や海苔の匂いが嫌われ，逆に日本人にとっては匂いの強いある種のチーズは食べづらいことなどである。これらのことからも食物の味には嗅覚を刺激する香りの成分が大きく働いていることがわかる。後述するように，味覚の脱失を訴える患者において鼻の治療で嗅覚が戻ると味覚も回復する例がしばしばみられることは，味覚と嗅覚の密接な関係を示すものといえる。

3．味覚のしくみ

　味を感知するのは舌に分布する 5,000 個余りの味蕾である（図 5-2）。舌の表面を詳細にみると，無数の細かい乳頭で覆われていることがわかるが，味を感じる味蕾はその大部分を占める糸状乳頭にはなく，それ以外の茸状乳頭，葉状乳頭，有郭乳頭と名づけられた乳頭の先端部にある（図 5-3）。味蕾の先端には味細胞が顔を出していて，唾液に溶けた食物の化学成分，すなわち味の情報を中枢に伝える。しかし味を感じるのは舌だけではなく，軟口蓋や咽頭，喉頭で

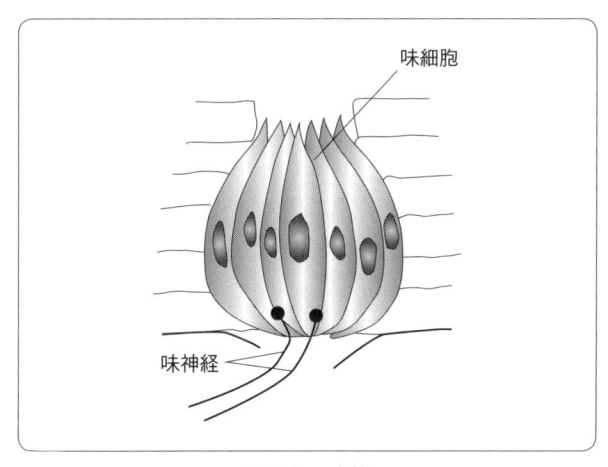

図 5-2　味蕾

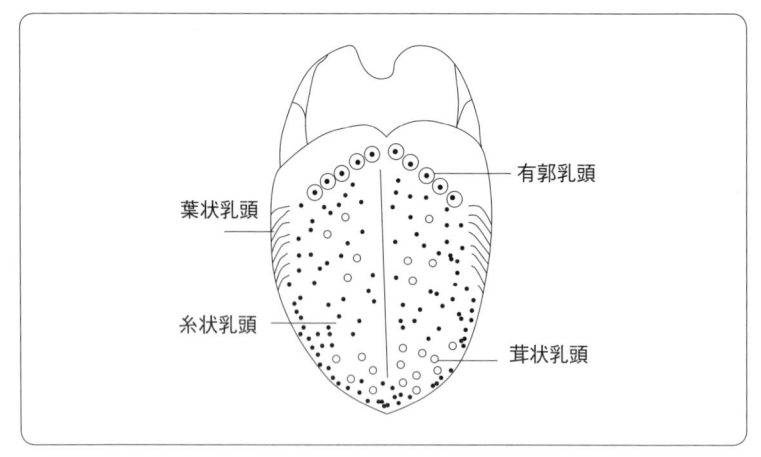

図5-3 舌乳頭

も弱く感じられる。味を構成する要素は現在のところ塩味，酸味，甘味，苦味そして旨味の5種類とされているが，これ以外の味の要素も否定できない。ちなみに舌の後方側面にある葉状乳頭や舌後方の中央にある有郭乳頭はやや隆起していて触ると凸凹があるので，素人判断で舌がんを心配して医療機関を訪れる人が時にみられる。

　味蕾でキャッチされた味の情報は顔面神経と舌咽神経とによって延髄に入り，次いで視床を経て大脳皮質のG野と呼ばれる味覚野と口腔感覚を司る部位に達し，ここで基本的な味覚が感知される。さらにこの情報は大脳皮質の眼窩前頭皮質で嗅覚，視覚，内臓感覚などと総合され，同時に視床下部や旧脳である扁桃体にも伝えられ，味覚の重要な要素である味の好き嫌いの情動や食欲の状態を含めた味の最終的な認知が行われる。

　このように味覚は単独ではなく嗅覚，視覚，体性感覚を合わせて感知され，さらに好き嫌い，空腹，満腹などの情動的要因にも左右される複雑な感覚であるが，これは味覚の神経回路が脳の表面からは見えにくい旧脳と呼ばれる大脳辺縁系の扁桃体や視床下部と絶えず情報を交換していることによる。爬虫類などではこの旧脳が脳の主な部分を占め，生命維持の基本的な機能を行っている

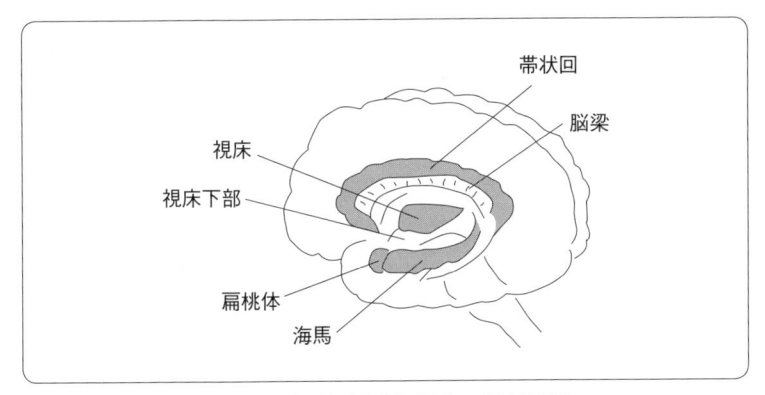

図5-4 大脳辺縁系と視床，視床下部

が，ヒトでもこの部分は決して退化しておらず，以下のような重要な働きを行っている（図5-4）。

　すなわち扁桃体の働きのひとつは摂食と摂水であるが，生命維持のための摂食は，体外の物質を口腔で咀嚼して消化管に送り，そこからの吸収によってエネルギー源に変え，また日々再生を必要とする体細胞の資材とする働きである。扁桃体のいまひとつの働きは生殖活動に関与し，自己の子孫の存続を図っていることである。そしてこれらの欲求が満たされた時には喜びが，逆に達成されない時には悲しみが感じられるというように，ヒトの喜怒哀楽の情動の中心的な役割を果たしている。また味覚が連絡する視床下部は本能的な感情を統合する場所であり，ここには摂食を促す摂食中枢と，逆に抑制する満腹中枢とが相接して存在し，この2つの中枢の相互作用で摂食行動のコントロールがなされている。その際の摂食行動は空腹感，あるいは食欲がトリガーとなって開始されるが，空腹で血液中のグルコースや脂肪酸，アミノ酸などの濃度が減少して摂食中枢の活動が起こると味覚・嗅覚は鋭敏になり，たいていの食物は美味しく感じられるが，逆に満腹の状態では味覚・嗅覚は鈍麻して食事の美味しさを感じられなくなる。味覚は摂食者の身体的状況やそれを感知する中枢の状況によって大きく左右される感覚といえる。

　食べたものの味がわからない，いわゆる味覚障害が主婦に起こると本人だけ

の問題ではなく、その家族も美味しい食事を味わえなくなるので影響は大きい。幸い中枢の障害ではなく舌の味蕾に問題のある例がほとんどであり、おもな原因である亜鉛欠乏の場合、亜鉛剤の服用でほぼ治癒する。そのほか血圧降下剤や向神経剤、抗コレステロール剤、抗がん剤など多くの薬剤で味覚障害が起こることが報告されている。

　味覚のテストには基本的な味を含ませた濾紙を舌の上に置く濾紙ディスク法や、舌を弱い電気で刺激して酸味を感じる時の刺激の強さを調べる電気味覚検査法がある。しかし味覚障害と思われていたものが、実は嗅覚に問題がある例も少なくなく、鼻の疾患の治療で味覚が回復する例があることは、すでに述べた通りである。

4．嗅覚のしくみ

　ワインのテイスティングの際に、ソムリエはワイングラスを廻して盛んに匂いを嗅ぐ。これはワインの味わいを決める際に嗅覚が重要な要素を占めるためであり、グラスを傾けた時の香りや、ワインが口内にある時、そしてのど元を過ぎる時に立ちあがる香りがワインの味を決める大きな要素になっている。

　嗅覚は鼻腔の天井に当たる嗅裂と呼ばれる狭い隙間に匂いを感知する嗅細胞をもつ嗅上皮が分布しており、そこに匂いを含む空気が到達することで匂いを感じる仕組みになっている（図5-5）。嗅上皮でキャッチされた情報は嗅神経を介して嗅球に入り、脳から伸びた嗅索を伝わって旧脳の扁桃体に到達し、ここで快・不快などの評価を受け、最終的に味覚の中枢と同じ大脳の眼窩前頭皮質に達して嗅覚が総合的に判断される（図5-6）。

　嗅覚の情報がまず扁桃体に伝えられ、そこで情緒的な判定が行われるプロセスは、嗅覚が他の感覚に比べてより動物的・本能的な感覚であり、摂食や生殖活動といった生物としての基本的な部分で重要な役割を果たすことを示している。嗅覚はヒトではかなり退化しているが、動物では嗅覚が情報発信の重要な手段としても用いられていることは、彼らが自己のテリトリーを示すために体

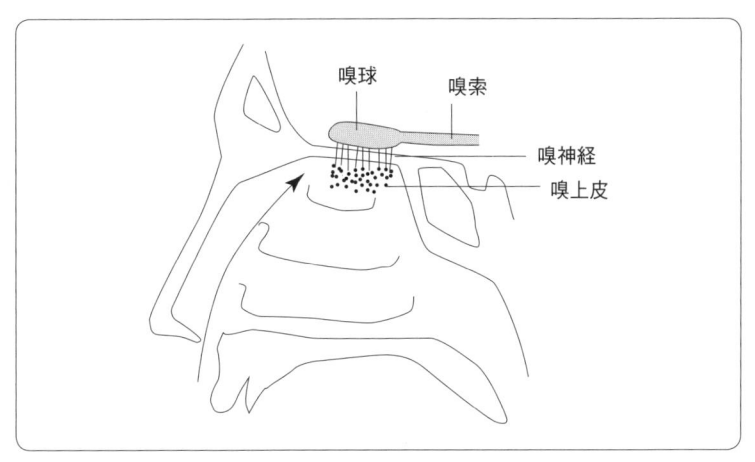

図 5-5　嗅上皮と嗅球

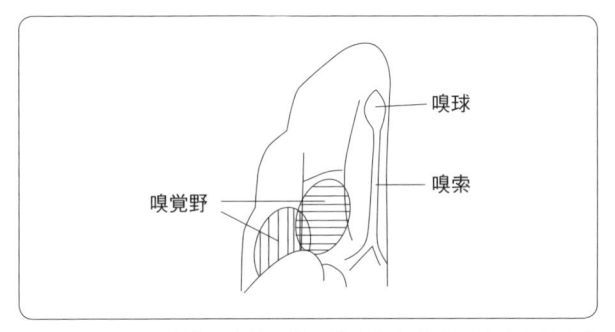

図 5-6　サルの嗅覚の中枢（脳の前方右半分を下方よりみる）

臭や尿を絶えず残す行動をとることからも知られ，また昆虫から哺乳動物まで生物一般に嗅覚で感知されるフェロモンが配偶者を見つける有力な手段であることもよく知られている。

　嗅覚障害の原因で多いものは，鼻炎や副鼻腔炎で鼻粘膜が腫れて嗅裂が塞がれ，匂いを含む空気が嗅裂に達しないことによる。この場合は薬物や鼻の局所治療を行う。さらに嗅上皮自体に炎症が起こると嗅細胞が働かなくなって嗅覚の障害をきたす。この場合はステロイド液を嗅裂に滴下する治療法が有効であ

る。嗅覚障害の程度を知るための嗅覚テストでは，5つの基準嗅液に浸した濾紙の香りをどの程度の濃度で感知できるかを判定する。

　嗅覚がヒトの本能的な感性に訴え，あるいはリラックスさせる効果をもつことから，果物や木の香りなどの香油を使うアロマテラピーがある。また嗅覚が過去の懐かしい記憶を呼び覚ますことはわれわれも時に経験するが，小説『失われた時を求めて』の著者マルセル・プルーストが紅茶に浸したマドレーヌの味と香りから，一挙に若き日の出来事を思い出したことはよく知られている。このように嗅覚はヒトの五感のなかでも記憶や情感に直結する特殊な感覚といえる。

5．進化の観点からみた五感

　われわれのもつ5つの感覚は動物の種類を問わず，危険から逃れたり，食物を確保する，配偶者をみつけるなど，自己の生命と自己の子孫を残すために必須の情報獲得の手段となっている。脳から直接に頭部顔面に張り巡らされているヒトの脳神経は，これらの情報収集の役割を果たしているが，前方から嗅神経，視神経，動眼神経，滑車神経と続いており，嗅覚と視覚とがいかに重要な情報収集元であるかがわかる。嗅器と視器では情報を受け取る神経は脳がそのまま前方に伸びる形をとり，嗅器では大脳半球の底面から嗅索として前方に伸びて嗅球からの嗅神経が鼻腔に達しており（図5-6），視器では同じく脳からの視束が前方に伸びて交叉した後，眼球の網膜に達している。

　視覚は水中の魚類でも敵を発見したり獲物を獲るための重要な感覚であるが，サケやマスなどが生まれた川に帰る回帰行動では，嗅覚もふるさとの川の匂いを道標にするための必須の感覚となっている。魚類のような水中動物の場合，味覚も嗅覚も水中の化学物質を感知する点では共通しており，ある種の魚類では味蕾が鰭やひげ，さらにはナマズのように味蕾が全身に分布しているものもあり，味覚と嗅覚とが重複している例もある。一方，陸上動物でも空気を介する嗅覚の情報は視覚と並んで重要な位置を占めるが，ヒトでは視覚・聴覚

に基づいた言語によるコミュニケーションの発達で嗅覚の役割が著しく縮小し，その鋭敏度は例えばイヌに比べても著しく劣り，情報の受け手としての意義は薄れている。

一方，味覚の信号は摂食行動に際して起こる口唇運動との関係で顔面神経を介して，また嚥下運動に関係する舌咽神経に便乗する形で中枢に運ばれる。前述のように脳における中枢の場所は嗅覚のそれと隣接していることから，外部の物質の化学的な性状検出のための共通する感覚として進化したものと思われる。嗅覚の退化とは対照的に味覚は摂食という本来の役割を保持し，さらに大脳の発達で美味を求める欲求とともにその機能を拡大して今日に至っている。

6．味覚の楽しみ

美味しさを追求するヒト本来の性質のため，ミシュランなどというレストランの評価があり，またソムリエというワインの味を評価する職業まで生まれている。ちなみにソムリエはワインの特徴を表現する際に豊富な語彙を用いるが，その多くは嗅覚にかかわるもので，例えば枯れ草のような，なめし皮のような，あるいはオレンジのような，などの言葉でワインの分析と評価を行ってゆく。これは香りを言語で表現することによって記憶にとどめ，ワインのテイスティングの際にそれらの言語との対比で匂いの種類を識別しているものと思われる。

わが国では聞香や組香という，お香の種類を当てる香道が発達しているが，この際もそれぞれのお香の特徴を言葉やイメージに当てはめて記憶していると思われる。なお茶道でも茶歌舞伎という遊びがあり，お茶を飲み分けてそれぞれの銘を当てる趣向になっているが，ここでもお茶の味と香りから起きるイメージを言語として記憶していることが役に立つ。

民族によって味覚にはかなりの違いがあり，よく知られているようにイタリアやフランスなどラテン民族は美味を楽しむ民族とされるが，イギリスやドイツ料理を楽しむ人は少ない。よくいわれる「ラテン民族は食べるために働き，

ゲルマン民族は働くために食べる」という言葉はこれを表している。ある報告では味覚を支配する舌の味蕾の数が民族によって異なるとされており，これではどう頑張ってもドイツ料理はフランス料理に勝てないかもしれない。

またシルクロードの舞台である中央アジアを旅すると毎日が素朴な羊肉料理とパン代わりのナンであり，飢えをしのぐだけで美食の楽しみはない。その点では中華料理は世界の三大料理に入っており，世界のどの街にも中華料理の店がある。しかし最近では日本料理のよさが認められて，寿司は世界のおもな都市には必ずあるほどで，今後も国際的に広まるものと思われる。しかし日本人自身の好みはむしろ西欧化し，かつては捨てられたとされるマグロのトロを競って求め，また脂肪分の多い霜降り肉を好んで食べるのは，エネルギー源の脂肪を美味と感じる脳の仕組みによるものであるが，魚や肉が本来もつ旨味とはやや離れているように思われる。

摂食行動という観点から動物全体を眺めてみると，ヒトが極めて特殊な位置にあることがわかる。魚類や両生類をはじめ鳥類，哺乳類でも草食，肉食の区別があり，そのうえで笹だけを食べるパンダや有毒のユーカリのみを食べるコアラにみられるように厳密な食物の住み分けを守っている。それに比べヒトは動植物の雑食であり，かつ素材を加熱その他で調理して美味を求める贅沢さをもっている。これはヒト特有の繊細で発達した味覚のお蔭であるが，知性の座である大脳の働きによるところが大きく，フランスの食通サヴァランの著した『美味礼賛』をはじめ，文化としての美食は洋の東西にわたっており，絵画や音楽などと軌を一にする文化としての味覚の位置があるのであろう。

7．茶道における五感と心

茶道はつきつめるとただ一碗の茶を喫するだけなのであるが，これまで連綿としてわが国で存続してきた理由を考えると，われわれの五感を総動員させる仕組みになっていることに気づく。やや暗い茶室の床の間の掛け軸や花の風情は視覚を楽しませ，炉の灰と炭の上に置かれたお香の香りが仄かにたちのぼり，

やがて炉にかけられた釜が煮えてかすかな松籟の音と亭主のお点前の茶筅の音も聞こえる。次いで膝の前に置かれた季節の菓子の味わいとお茶を頂く味覚の満足，さらにその味わいを深める手触りのよい茶碗の感触もある。

お茶の味を決めるのはもちろん，挽きたての抹茶と厳選された水，これを点てる亭主の茶筅さばきであるが，亭主のもてなしの心とそれを受ける客の心とが一体となって"一期一会"の茶が成立する。茶を喫するという行為がそれだけにとどまらず，茶を介して五感の満足と心の癒しが得られるのが茶の湯の魅力といえる。

8．食卓に向かう心

　食事を楽しむのは食事の内容の良否はもちろんあるが，食事の場所や食事をする本人の心の状態が大きくかかわる。よく命の終わりに何が食べたいかという質問をみかけるが，そのような身体的・精神的状況では何も食べる気持ちは起きないし，たとえ食べても食物の味を楽しむことはできないであろう。それほどではないが，立派な食事にもかかわらず食事を楽しむことのできない状況はいくつかある。例えば結婚式の仲人を務める際，ひな壇に着席して摂る食事は会話の相手もなく味気ない。テーブルでの会食でも特に親しい人がいない場合，あるいは目上のうるさい人がいる場合は食事を楽しめない。また老舗の割烹で気難しい料理人に遠慮しながらでは，本来美味しいお料理でもその食事は不味くなる。また自分が支払う食事はおおむね美味しく食べることができるが，人に支払ってもらう食事はなにがしかの緊張を伴うようで，満足感は十分ではない。こうしてみると美味しさの決め手のひとつがこちら側の心の状態にあることがわかる。程度の差はあるが緊張によって唾液の分泌は少なくなり，胃は収縮して食物の受け入れが不十分な交感神経の亢進状態になるのだろう。

　では，美味しい食事とはどのようなものだろうか。一番美味しいのはお袋の手作りの食事といわれ，もう一度お袋の晩ご飯が食べたいという人は少なくない。この場合も味だけではなく母親の愛に包まれたいという心の働きがあるの

だろう。次に美味しいのは普段の家庭の食事で，家族の絆を実感しながらの心豊かな食事となる。親しい友人と，あるいは愛する人と語らいながらの食事も美味しい食事であろう。また行きつけの寿司屋か割烹のカウンターも贅沢な食事の場であり，なじみの板前やすし職人に自分の食べたいものを注文し，その場で調理されたものを食べるのはお任せ料理にはない贅沢さで，板前との適度の会話も楽しめる。

こうしてみると食事の重要な要素に会話があることに気づく。打ち解けた会話は胃の緊張をとり，唾液の分泌を促し食事をいっそう美味しくする。まさに副交感神経の高まった状態である。

食事の要素のひとつに視覚がある。綺麗な食卓で清潔な食器，そしてお料理の見た目の美しさ，これら視覚に訴える情報は食事の質を高める要素である。しかし例えばイタリア料理で白いお皿の余白に色とりどりのソースで描かれた模様や植物の添えもの，日本料理では皿に添えられた梅や桜あるいは紅葉，あるいは蓮の葉に盛られたり氷に包まれた料理，いずれも味覚とは無関係な視覚情報であり，むしろ食事を味わう心を混乱させる。

9．おわりに

われわれの5つの感覚（五感）はそのままでは単なる外界の情報の受容であるが，これらを統合して好き嫌い，快・不快などの感情をまじえて理解するのが"意"とされる心の働きであろう。心の場所については不明な点が多いが，少なくとも記憶の座である海馬や，本能的な感情の場である扁桃体など，いわゆる旧脳がかかわっていると思われる。なかでも味覚はヒトの場合，美味を追求するヒト特有の食文化とも結びついて，嗅覚のほかに視覚，聴覚そして触覚と五感を総合してはじめて完成する裾野の広い感覚といえる。ヒトの場合，受け手の精神的なコンディションが味覚に大きく影響する点でも他の感覚とは異なり，食べるという生命維持のための行為も，その位置づけは他の動物とは大きく異なる。

美食に明け暮れたローマの貴族たちは食べたものを一度吐いて，さらに食べ続けたと聞く。代わって現代では美食の代償として肥満と生活習慣病とを背負うことになった。食にかかわる専門誌やテレビ番組は多く，美食の情報の洪水のなかで風評が味覚を左右する時代でもある。しかし活字や人の勧めで食事を選ぶのではなく，美味が主観的なものである以上，人それぞれの美味しさがあるはずで，自らの舌を信じて美味しい食事をしたいものである。

参考文献

1) 小沢瀞司，福田康一郎（編）：標準生理学．医学書院，2009．
2) 山本　隆：脳と味覚—美味しく味わう脳のしくみ．共立出版，1996．
3) 栗原堅三：味と香りの話．岩波書店，1998．
4) 高木貞敬，渋谷達明（編）：匂いの科学．朝倉書店，1993．

第6章
われわれの未来は栄養で決まる

姫 野 友 美*

1. はじめに

　健康であるために必要なものとは，①食事，②睡眠，③運動，④休養，⑤生きがい，の5つである。毎日運動をしていても睡眠不足では心身の疲労回復はできず，忙しい毎日のなかにも趣味やリラックスできる時間がなければ，充実した気持ちは生まれにくいからである。なかでも重要なのが食事である。なぜならわれわれの体はすべて，食べ物から摂る栄養素という材料によって成り立っているからである。内臓，脳，血液，筋肉，骨すべてが栄養素から構成されており，何をどう食べるかによって健康が決まるといっても過言ではない。反対に適当な食べ方をしていれば，適当な体になってしまうともいえる。
　というのも，人の体は常に"異化と同化"を繰り返しているからである。例えば骨の場合，破骨細胞が骨を壊し，造骨細胞が新しく骨を作って補強することで丈夫な骨になる。この壊しながら作ることが"異化と同化"であり，理論上，異化と同化が同じであれば健康の維持ができ，同化よりも異化が進むと病気の発症や老化が進むことになる。したがって異化と同化をイコールにすることが大切である。
　同化に必要な条件のひとつが，同化の材料となる栄養素の補給であり，欠か

＊　医療法人社団友徳発心会　ひめのともみクリニック院長

すことができない。体はさまざまな栄養素が働き合って円滑に動いており、必要量は微量であっても欠損すると代謝が低下して、食べているつもりでも"栄養不良"になってしまい、異化が亢進する。

そうならないために、必要条件のひとつである栄養素を十分摂って健康を維持し、病気を治療するという考え方が"栄養療法"である。体を本来あるべき状態に細胞レベルから整えるために、体内の栄養の過不足を血液検査で調べ、足りない栄養素を推測して補う"分子整合栄養医学"の考え方に基づく。これはノーベル賞を2回受賞したアメリカのライナス・ポーリング博士が提唱し、その後カナダのエイブラム・ホッファー博士が受け継ぎ、多くの臨床家の間で広まっている。

この療法は自らの自然治癒力を高めて病気の進行を防ぎ、症状の改善、さらに予防を目的としている。

最適な健康レベルをつくり、激しいストレスやどのような環境の変化が起きても、リカバリーをしながらまた健康な状態に整えることができる。これが栄養療法の目指す"オプティマムヘルス"である。

そこで最も大切にしたいのが"脳の健康"である。体の機能は基本的に脳が支配しており、ホルモン、自律神経、免疫、情動などの知的活動もすべて脳がコントロールしている。したがって、脳を健康に保つことが体を健康に保つ大切な要素になってくる。

2．健康な脳は栄養が基本

（1）朝食の有無と集中力の関係

最近"食育"という考え方が盛んにいわれており、朝食の重要性はよく知られている。実際、朝食を食べたかどうかで、集中力に差が出ることがわかっている。オハイオ大学の実験によると、9〜10歳の男子を対象に朝食を食べた日と食べなかった日のCPT（連続作業テスト）の成績を比較したところ、朝食抜きになると明らかに間違いが多い。これは朝食抜きでは作業能率が上がらないこ

2．健康な脳は栄養が基本

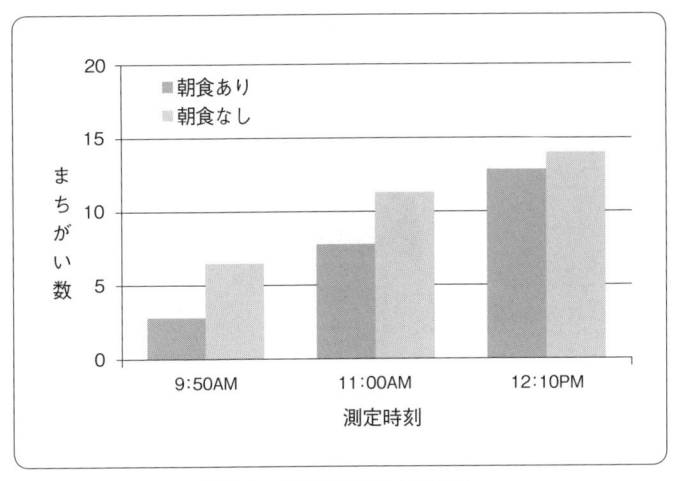

図 6-1　朝食の有無と集中力

（文献 1 より引用）

とを示している（図 6-1)[1]。また時間の経過とともに，朝食を食べていても間違い数が増えるのは，お昼が近くなれば空腹を感じるようになり，集中力が落ちるからと推測される。

つまり子どもに限らず，朝食抜きでは脳がエネルギー不足になってきちんと働かないことを表している。

（2）脳はエネルギー消費量が多い臓器

なぜ食事が重要かといえば，脳は体全体の割合にそぐわずエネルギーをたくさん消耗する臓器だからである。図 6-2[2] をみるとわかるとおり，脳の重量は体重のわずか 2％であるが，エネルギー消費量は 18％もある。これは体重の 52％を占める筋肉の消費量の 20％とほぼ同じである。仕事などで頭を使うとお腹が空いたと感じるのは，それだけ脳がエネルギーを消費した証拠といえる。

ところがよく「疲れたら甘いものを食べてリフレッシュ」といわれている。脳のエネルギー源は糖分だからという話であるが，これは正確ではない。確かに脳のエネルギー源のひとつはブドウ糖であるが，ブドウ糖を摂れば脳が持続

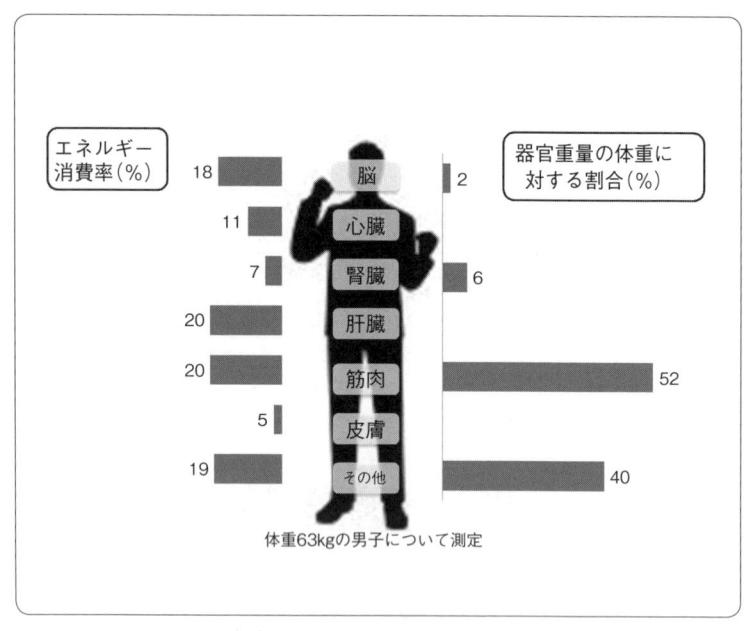

第6章　われわれの未来は栄養で決まる

図6-2　休憩時における器官別エネルギー消費率

エネルギー消費率（％）：脳 18、心臓 11、腎臓 7、肝臓 20、筋肉 20、皮膚 5、その他 19

器官重量の体重に対する割合（％）：脳 2、心臓（—）、腎臓 6、肝臓（—）、筋肉 52、皮膚（—）、その他 40

体重63kgの男子について測定

（文献2より引用）

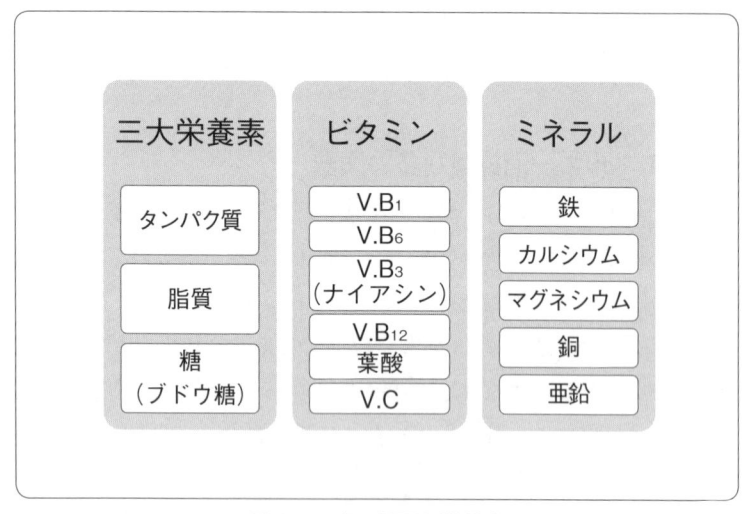

図6-3　脳に必要な栄養素

- 三大栄養素
  - タンパク質
  - 脂質
  - 糖（ブドウ糖）
- ビタミン
  - V.B$_1$
  - V.B$_6$
  - V.B$_3$（ナイアシン）
  - V.B$_{12}$
  - 葉酸
  - V.C
- ミネラル
  - 鉄
  - カルシウム
  - マグネシウム
  - 銅
  - 亜鉛

的に働くとは限らない。逆に血糖値が乱高下し、安定的にブドウ糖を脳に供給できなくなる。脳は筋肉のようにブドウ糖を蓄えられないため、安定供給できないことは、常に脳がエネルギー切れになる可能性が高いということである（詳しくは第5節で説明する）。本当に脳に必要な栄養素とはブドウ糖だけでなく、図6-3に示すように実はこれだけたくさんある。

　三大栄養素はもちろんのこと、おもなビタミンやミネラルだけでもこれだけ多くの種類が脳のエネルギー源として最低限必要となる。脳が大食漢たるゆえんである。次項から脳に必要な栄養素の働きについて、ひとつずつ説明する。

3．脳に一番必要な栄養素はタンパク質

（1）神経伝達物質の合成力が脳の働きを決める

　脳の神経伝達物質の原料はタンパク質である。食べ物から摂ったタンパク質（プロテイン）はアミノ酸に分解され、そのアミノ酸から作られる酵素・補酵素としてのビタミンB群、補因子であるミネラルの働きによって、それぞれ神経伝達物質が合成される（図6-4）。そして合成にあたっては酵素、補酵素、補因子のうち最も量的に低いものに合わせるようになっている。つまりどれかひとつでも少ない栄養素があれば、合成される量も少なくなり、脳に十分な量が届かなくなってしまうのである。

　例えばセロトニンが減れば、気分の落ち込みや不安感が増して、うつ病へと進む可能性がある。セロトニンが減るとメラトニンの合成も減り、眠りの質が低下して不眠症になりやすい。ドーパミンが減れば意欲が低下し、ドーパミンから作られるノルアドレナリンも減るため、やる気や判断力が低下する。そして精神を安定させる γ-アミノ酪酸（gamma amino butyric acid：GABA）の合成が減れば、睡眠障害や不安障害の引き金になりかねない。このように、食べ方ひとつでさまざまな不調を抱えるようになり、いわゆる"心の病気"といわれるものは、脳の栄養不足が原因だったともいえる。そもそも脳の乾燥重量の40％はタンパク質でできているため、タンパク質がなければ脳は十分に機能で

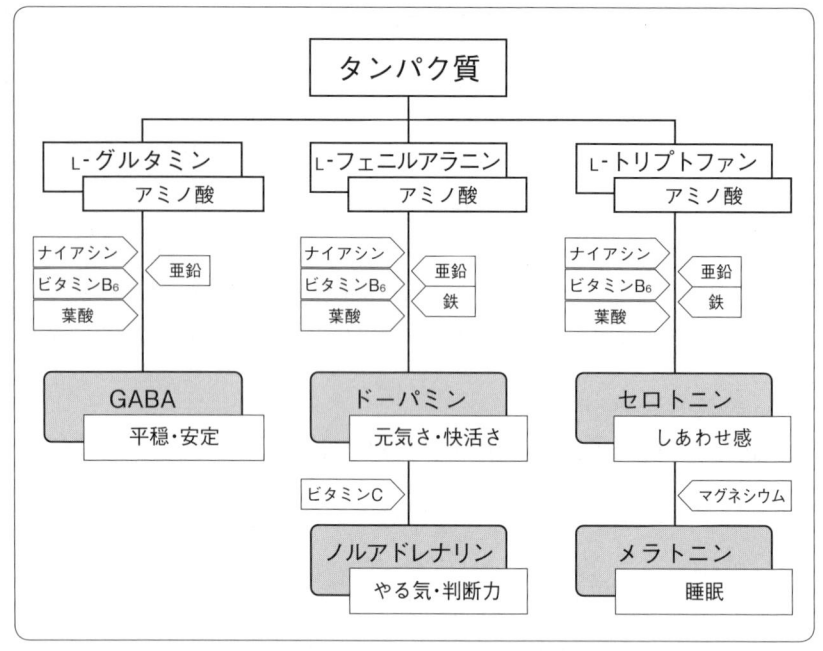

図6-4 脳内の神経伝達物質の生合成過程

きなくなる。

　体のために摂りたいタンパク質の量の目安は，体重1kg当たり1gとなり，体重50kgであれば50gが最低必要となる。しかし，これは肉や魚を50g食べればよい，ということではない。調理の過程で失われる分や栄養素として摂れる量としてプロテインスコアも考慮しなければならないからである。

　1日に必要なタンパク質量の目安は図6-5[3]に示した。これはクリニックで食事指導する際にも用いている。男性なら卵2個，納豆2パックなど，少し増やすとよい。間食は甘いものではなく，脳のエネルギー源となるタンパク質やミネラルを含む食品で，例えば小魚やナッツのほか，牛乳や豆乳，無糖ヨーグルトなどを勧めている。

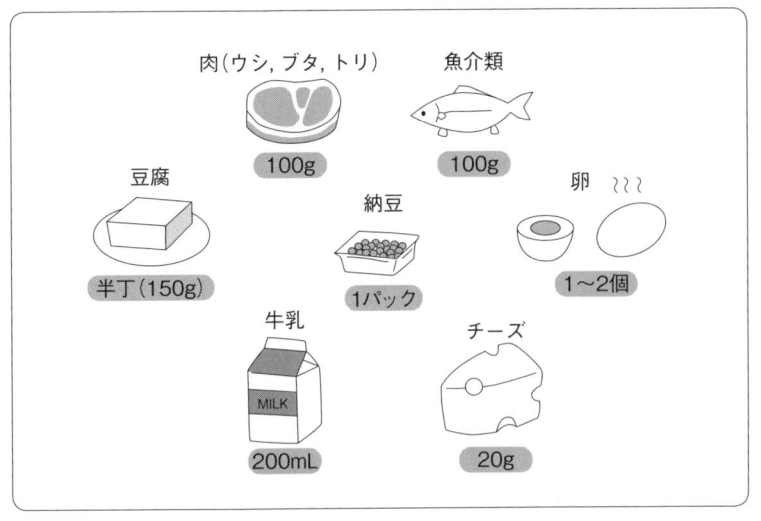

図6-5 1日に必要なタンパク質の目安

（文献3より引用）

> **コラム**
>
> ### 元気の源は肉
>
> 　年を重ねても健常な人はタンパク質をしっかり摂取している。80歳でエベレスト登頂の最高齢記録を作った三浦雄一郎氏もそのひとりである。ふだんから300gほどの肉を週1〜2回，月に1回は息子の豪太氏と1.5kgも食べるという。そして登山の前には700gも食べるというので，食事もトレーニングのひとつと考えられる。また鉄を多く含むステーキ肉を食べて，あらかじめ血液中のヘモグロビンを増やしておくのは，低酸素となる登山にとって理にかなった食事法である。さらに神経伝達物質の材料であるため，気力を高めることにもつながったと考えられる。

（2）重要なのはプロテインスコア

　どのようなタンパク質を摂取すればよいか迷った場合に，選ぶポイントとなるのがプロテインスコアである。これは人体のアミノ酸必要量を基準として，

表6-1 プロテインスコア

牛肉	80
アジ	89
とうふ	51
大豆	56
卵	100
牛乳	74
プロテイン	100

食品に含まれるアミノ酸組成を比較して栄養価を算定したものである。数値が100に近いほど体内で使われる際の利用効率が高いことを示し，より数値が高いもの，つまりスコアが高いものを選ぶと効率のよい食べ方となる。

食品のなかでプロテインスコア100のものは卵で，他にプロテインパウダーもそのように作られている。表6-1に示すとおり数値が高いものは動物性タンパク質となっており，豆腐や大豆は約半分の数値である。つまり動物性タンパク質のほうが利用効率がよい。

アミノ酸には20種類ある。食事から摂取しなければならない9種類の"必須アミノ酸"と，体内で合成される11種類の"非必須アミノ酸"である。これら20種類は組み合わせによってさまざまな働きをしており，そのなかで1つでも少ないものがあると，その低いレベルに合わせて利用されるようになっている。よく例えられるものに"アミノ酸の桶"(図6-6)があるが，必須アミノ酸が標準の必要量そろっていると，とりこぼすことなく栄養として取り込むことができる。ところが必須アミノ酸にプロテインスコアが低いものがあると組成のバランスが悪くなり，例えば図のようにフェニルアラニンは多くても，最も少ないリジンに合わせた量でしか利用することができない。

大切なのは「タンパク質を摂るために豆腐を食べているからヘルシー」といったイメージに流されないことである。動物性タンパク質と植物性タンパク質ではプロテインスコアが異なるが，それぞれの食品にはタンパク質以外のさまざまな栄養素も含まれているため，どちらのタンパク質もバランスよく食べて，まんべんなく脳に必要な栄養を摂れるようにしたい。

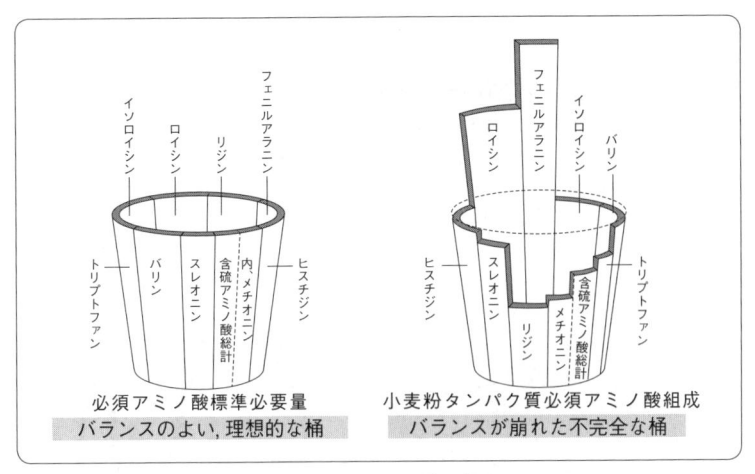

図6-6 アミノ酸の桶
桶の上部に凹凸がなく，平らなほど栄養価が高いタンパク質になる。
（出典：株式会社 MSS 発行「栄養療法通信」）

4．2番目に重要なのは脂質

(1) 脂質の働き

　脂質は脳の機能を円滑にする重要な働きをもっており，まさに"潤滑油"といえる。なぜなら全身の細胞はすべて脂質でできた細胞膜に守られており，脳細胞も例外ではない。特に脳に関しては，脂質でできた細胞膜で包まれることで形が整い，柔軟性を維持することができる。頭の回転を高めたり，柔軟な発想がひらめいたりというのは，脂質があってこそといえる。

　また脳の乾燥重量の50％は脂質で，成人の脳には体内のコレステロールの1/4が存在している。コレステロールの話は後述するが，脳は脂質なしではうまく機能できないといえる。

　細胞膜の構造を詳しくみてみると，脂質の種類によって働きが異なることがわかる（図6-7）[4]。細胞膜には脂肪酸が並んでおり，その間にコレステロールが入り込むという形をしている。脂肪酸には飽和脂肪酸と不飽和脂肪酸があるが，不飽和脂肪酸には飽和脂肪酸にはない二重結合があり，ちょうど曲がった

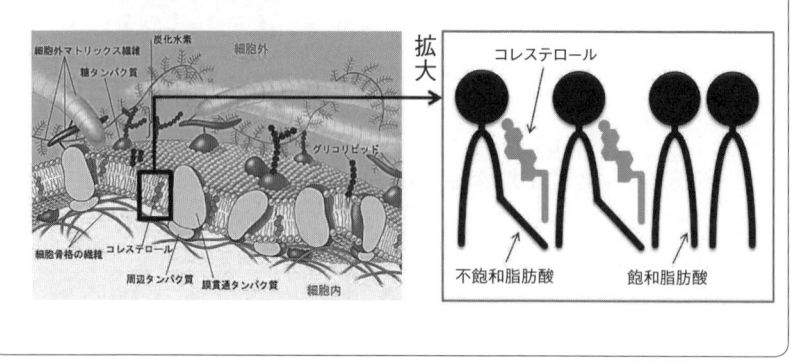

図6-7　脳の機能と脂質
（出典：IPA「教育用画像素材集サイト」http://www2.edu.ipa.go.jp/gz/）

針金のように弾力性のある形になっている。この曲がった部分がポイントで，これにより弾力性が生まれて細胞膜の柔軟性にかかわり，またその間に入り込んだコレステロールも同様の働きをしている。しかし偏った食生活により飽和脂肪酸が増えてしまうと，この弾力性が失われてくる。文字通り頭の働きが固く，鈍くなるのは脂質の摂り方にあり，つまり食生活に影響されるといえる。

（2）脂質の種類

　そこで覚えておきたいのが，脂質の特徴と働きの違いである（図6-8）。積極的に摂ってほしいのは多価不飽和脂肪酸であるが，多価不飽和脂肪酸にはオメガ3（ω-3）系とオメガ6（ω-6）系の2種類があり，ω-6系を摂り過ぎると体内で炎症が進み，アレルギーや動脈硬化などの可能性が高くなる。

　最近では健康によいとされたω-6系のリノール酸の摂り過ぎによって，肌

4. 2番目に重要なのは脂質　113

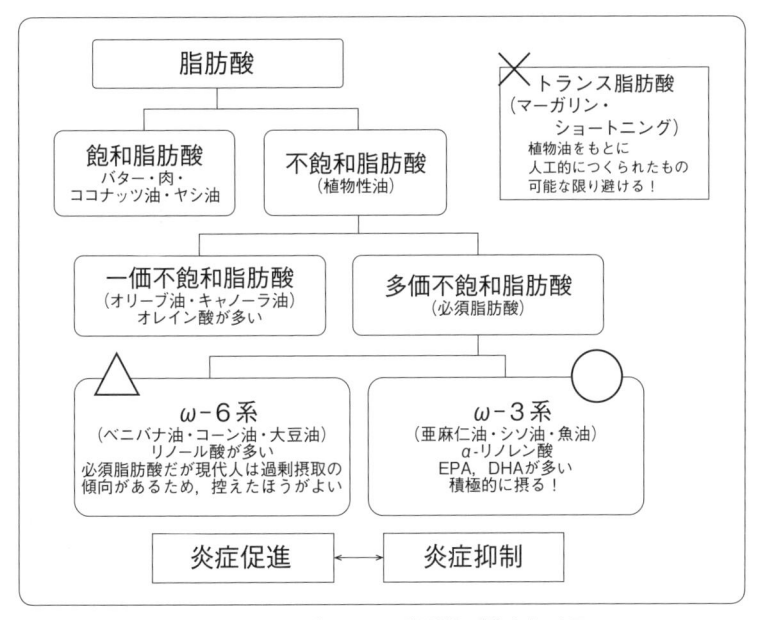

```
                    ┌─────────┐
                    │  脂肪酸  │
                    └────┬────┘
              ┌──────────┴──────────┐                    ┌──────────────┐
        ┌─────┴─────┐         ┌─────┴─────┐              │×トランス脂肪酸│
        │  飽和脂肪酸│         │ 不飽和脂肪酸│              │(マーガリン・  │
        │バター・肉・│         │ (植物性油) │              │ショートニング)│
        │ココナッツ油│         └─────┬─────┘              │植物油をもとに │
        │・ヤシ油   │               │                    │人工的につくられ│
        └───────────┘               │                    │たもの        │
                          ┌────────┴────────┐            │可能な限り避ける!│
                    ┌─────┴─────┐     ┌─────┴─────┐       └──────────────┘
                    │一価不飽和 │     │多価不飽和 │
                    │脂肪酸    │     │脂肪酸    │
                    │(オリーブ油│     │(必須脂肪酸)│
                    │・キャノーラ│    └─────┬─────┘
                    │油)オレイ │            │
                    │ン酸が多い│      ┌─────┴─────┐
                    └──────────┘      │           │
                              ┌───────┴──┐   ┌────┴────────┐
                              │ ω-6系    │   │  ω-3系       │
                              │(ベニバナ油│   │(亜麻仁油・シソ│
                              │・コーン油・│  │ 油・魚油)     │
                              │大豆油)    │   │α-リノレン酸  │
                              │リノール酸 │   │EPA, DHAが多い│
                              │が多い     │   │積極的に摂る! │
                              │必須脂肪酸 │   └──────────────┘
                              │だが現代人は│
                              │過剰摂取の │
                              │傾向がある │
                              │ため、控えた│
                              │ほうがよい │
                              └───────────┘
                                    │                 │
                              ┌─────┴─────┐    ┌──────┴─────┐
                              │ 炎症促進  │◄──►│  炎症抑制   │
                              └───────────┘    └────────────┘
```

図 6-8　ω-3 系と ω-6 系は逆の働きをする
（文献 3 より引用）

荒れやアトピー性皮膚炎などの原因のひとつになることがわかっている。リノール酸は必須脂肪酸のため必要ではあるが，現代の食生活では揚げ油やドレッシング，米や小麦を食べることで容易に摂れてしまうため，知らないうちに摂り過ぎる傾向にある。そのため，ω-3 系の脂質を積極的に摂るようにして，ω-6 系は控えめにすればバランスが整いやすくなる。炒め物や揚げ物をするときは，一価不飽和脂肪酸のオレイン酸を含むオリーブ油を選ぶとよい。ω-6 系でもオレイン酸を含むごま油ならば，より使いやすい。

　一方で脳にとってよくない脂質がトランス脂肪酸である。菓子パンやドーナツなどによく使われるマーガリンやショートニング，ファストスプレッドは，人工的に作られた自然界にはない脂質のトランス脂肪酸であるため体は分解してエネルギーとして使うことができない。さらに脳にとってよくないのは，名前のとおり細胞を混乱させる働きがあり，血管内の炎症反応を進めて心臓病[5,6]

や糖尿病[7]，認知症[8]，さらにがん[9-11]のリスクになるという報告もある[5]。

（3）コレステロールは悪者ではない

　肉の脂身やバターなど動物性の飽和脂肪酸は心血管障害を引き起こし，健康を害するイメージがあるが，体のエネルギー源となる大切な脂質である。穀類を食べていなかった狩猟採取の時代から，ヒトはおもに体の脂肪を燃やしてエネルギー源としてきた。さらに最近の研究では，心血管障害のリスクファクターとならないことがわかってきた[12]。したがって，すべてをカットするのではなく，適量摂るのが健康的な食生活といえる。同じようにコレステロールも，動脈硬化の原因となりうるという理由で敵視されているが，コレステロールは細胞やホルモンの材料になり，脳の機能を守るうえでも欠かせない。体内のコレステロールのうち1/4は脳にあり，細胞膜の材料となる大切な脂質である。

　よく耳にするのは，コレステロールを多く含む食品を食べると，コレステロール値が高くなるというものであるが，正しくはない。体内のコレステロールは必要な分だけ肝臓で調整されており，脳においても必要なコレステロールは脳

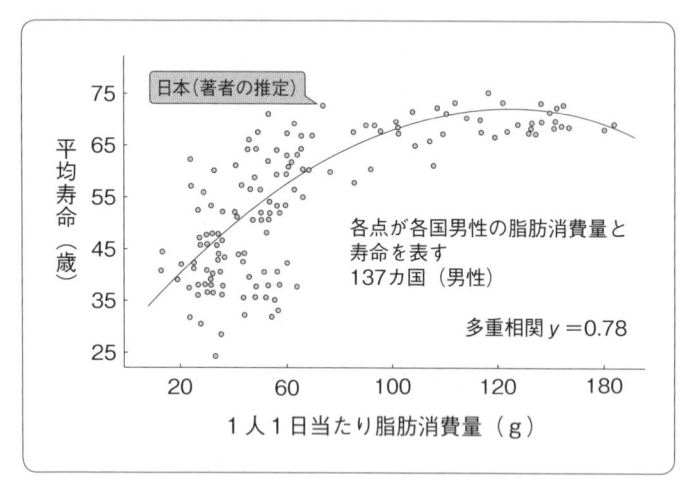

図6-9　世界各国の脂肪消費量と寿命
（出典：Sinnett P., Lord S.：Proceedings of 2nd Regional Congress, International Association of Gerontology, Asia/Oceania Region, 1983）

で合成されている。たくさん卵を食べたからといって，コレステロール値は上がらない。大切なのは「植物性だから健康」，「コレステロールはよくない」といったイメージに左右されずに，脳の働きのために選んで摂ることにある。

実際に脂肪の消費量によって寿命が変わるというデータがある（図6-9）[13]。脂肪の摂取量が適度に多い国は寿命が長く，低いと短いことがわかる。またコレステロール値が若干高めのほうが，元気で長生きするという報告もある[14]。

（4）低コレステロールとうつの関係

総コレステロール値が160mg/dL以下になるとメンタルが不安定になってうつ病になりやすく，認知症の危険性が増すというデータがある[16]。なぜなら感情や知的行動などのコントロールには脳内の神経伝達物質セロトニンが必要になるが，その働きにはコレステロールのサポートがなくてはならないからである。つまり，低コレステロールではセロトニンの働きが悪くなるため，うつ病のリスクが高まるわけである。うつの進行度と血中の総コレステロール値を調べたところ，数値が高い人のほうが改善しており，低いとうつ病が進行し

コラム

EPAとDHA

食事から摂りやすいω3系の脂質といえば，青魚に含まれる魚油のEPA（エイコサペンタエン酸）とDHA（ドコサヘキサエン酸）である。

EPAの働きとしてあげられるのは，①悪玉コレステロールを下げて善玉コレステロールを上げる，②中性脂肪の蓄積を防ぐ，③血栓予防，④赤血球の膜の変形能を高めて血液の流れをスムーズにする，などである。DHAは記憶力など学習能力を高める働きが考えられ，京都大学iPS研究所によるとアルツハイマー病の抑制に関係するという報告もある。またDHAを含むサプリメントを摂取することで睡眠時間が長くなり，夜中に目覚める回数が減ったという研究も報告されている[15]。多く含む食品には，サンマ，ハマチ，ブリ，ウナギ，本マグロなどがある。

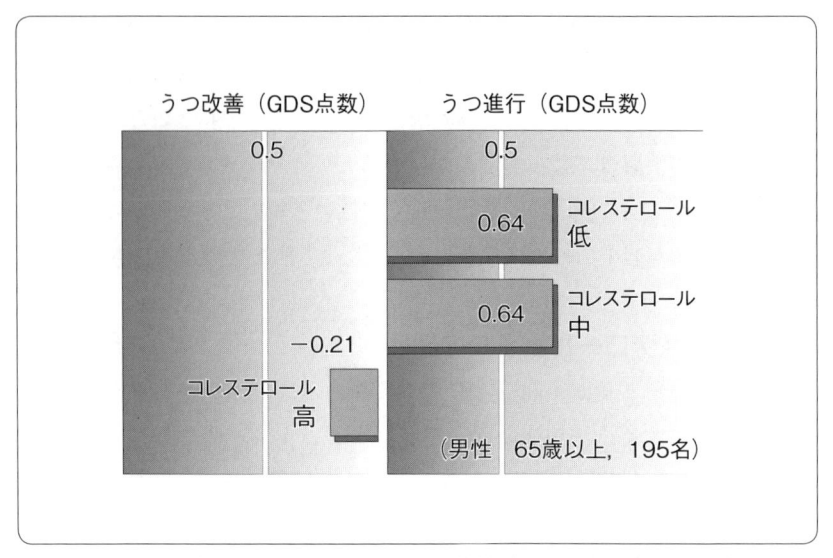

第6章 われわれの未来は栄養で決まる

うつ改善（GDS点数）　　うつ進行（GDS点数）

- 0.5
- 0.5
- 0.64　コレステロール低
- 0.64　コレステロール中
- −0.21　コレステロール高

（男性　65歳以上，195名）

図6-10　血中総コレステロールの三分位別うつの進行度（4年間）
（出典：Shibata H. et al.：J Epidemiol, 1999；9；261-267）

コレステロール＞200mg/dL（33名）
コレステロール≦200mg/dL（60名）

知能得点

＊血清総コレステロールの低い群の低下が著しい

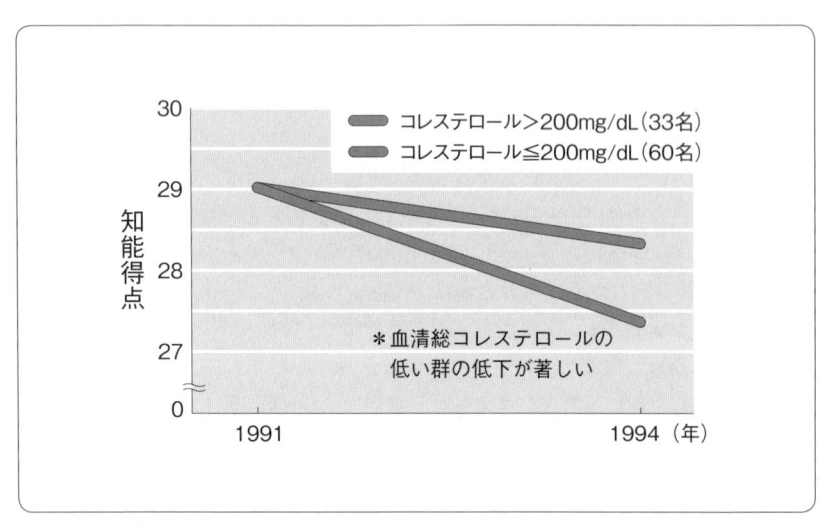

1991　　　　　　　　1994（年）

図6-11　血清総コレステロールの高低別にみた3年間の知能（MMSE得点）の変化
（出典：Wada T. et al.：J Am Geriatr Soc, 1997；45；1411）

ている（図6-10）[17]。また脳の認知機能検査（MMSE）では，血中総コレステロール値が低いと認知機能の低下がみられる（図6-11）[18]。

5．摂り過ぎると脳にダメージを与えるもの

（1）現代人の食生活は糖質過剰——糖化とは

　糖質は三大栄養素のひとつであり，脳にとっても必要な栄養素である。しかし糖質は摂り過ぎるとかえって脳の機能を低下させてしまう。そう聞くと，「脳はブドウ糖しかエネルギー源にできないのでは？」と思うかもしれない。しかし脳では糖質のなかのブドウ糖以外に脂質もエネルギー源として使われており，またタンパク質が分解してできるアミノ酸や脂質中の脂肪酸からもブドウ糖はゆっくり作られている。これを"糖新生"といい，肝臓で行われている。したがって，ことさら糖質を意識して摂る必要性はないわけである。

　それなのに，現代人は糖質過剰の食生活を送っている。忙しいとおにぎりや調理パンだけで食事をすませ，間食には菓子パンやドーナツ，砂糖のたっぷり入った缶コーヒーや清涼飲料水を飲んでいる。そんなに食べているつもりはなくても，実は糖質に偏った食事ばかりを選んでいるのである。

　糖質過多になると，余った糖は体内のタンパク質と結びついて体温で温められ，細胞が焦げたような状態になる。これを"糖化"といい，細胞が固くもろくなり，タンパク質の機能が落ちる原因となる。さらに糖化した細胞からは活性酸素が発生しやすくなり，老化が早まる。それ以外にも動脈硬化を促進する，シワやたるみの原因になるなど，健康を害することがわかっている。

（2）なぜ糖化が問題なのか

　細胞が焦げたような状態になる糖化は，身近な食べ物でイメージするとわかりやすい。ホットケーキのこんがり焼けた表面などは，小麦粉や砂糖の糖質が卵のタンパク質と調理加熱によって結びつき，焦げ目がついたものである。これと同じように食べ過ぎた糖質が体内の細胞に焦げ目をつけるのが"糖化"であ

118　第6章　われわれの未来は栄養で決まる

> **コラム**
>
> ### 最終糖化産物とは
>
> 　糖化したタンパク質は，最終糖化産物（advanced glycation end products：AGEs）と呼ばれる。活性酸素を発生させるため強い毒性があり，細胞を老化させてシミ，シワ，たるみといった見た目の変化だけでなく，心筋梗塞や骨粗鬆症などの病気の原因になる。AGEs は食事から摂った糖質が過剰になると蓄積しやすく，糖質の多い食品をよく食べる人ほど蓄積量が多い。
> 　また過去の食生活によって蓄積した AGEs は残っているため，どのくらい蓄積しているかは検査によって調べることができる。これ以上 AGEs を増やさないためには，p.126 の糖質制限を勧める。

る。

　細胞の糖化は，美容の問題だけではない。焦げたタンパク質，つまり糖化した細胞は元には戻らないため，一度糖化すると体内にそのまま蓄積されて，"最終糖化産物"という，処理に困る産業廃棄物のような存在になるのである。これが常に体内で活性酸素を発生させ続け，細胞を傷つけることになる。いわゆるひとつひとつの細胞が錆びるわけであるが，当然，肌以外でも起こる。

　例えば血管内で起これば血管がもろくなり，動脈硬化の原因になって，脳梗塞や心筋梗塞になりやすくなる。骨で起これば骨粗鬆症や骨関節症を進行させてしまう。このほか，アルツハイマー病や糖尿病合併症にもつながることがわかっている。意識して糖質の食べ方を変えなければ，糖化を止めることはできない。

6．鉄の働きと脳の関係

（1）多くの機能を支えている鉄

　鉄の働きといえば，赤血球を作り全身に酸素を運ぶことはよく知られているが，実は多くの機能に鉄は欠かせない存在である（表6-2）。例えば骨，皮膚，

粘膜の生成と代謝には鉄は必須成分である。またコラーゲンの生成にもかかわり、鉄とタンパク質とビタミンCがそろって弾力のある美肌が生まれる。血管もコラーゲンからできているため、血管を強くすることにもつながる。

そして脳（心）の働きにかかわる神経伝達物質の合成には鉄が必要で、脳の働きがスムーズになりメンタルも安定する。脳における鉄の働きの研究によると、①12〜14歳の学童の調査で、語彙力、読書力、漢字力、計算力、問題解決力などの判定で鉄欠乏のほうがスコアが低い、②タイの9〜10歳の学童1,358名について、知能指数とアチーブメントテストを鉄投与群と非投与群で比較したところ、鉄非投与群の成績が低かった、③成人では、鉄欠乏が進行するとうつなどの精神症状や妊娠力の低下がみられる、といったデータ[19]がある。

鉄を効率よく摂るには、動物性食品の摂取を勧める。ホウレンソウやヒジキにも含まれるが、植物性食品に含まれる鉄は非ヘム鉄と呼ばれ、吸収率は5％以下である。動物性食品のヘム鉄は10〜30％のため、より吸収されやすい。鉄が多く含まれる食品には、ブタ・トリレバー、ウシもも赤身肉、カツオ、アサリなどがある。

（2）不定愁訴の原因は鉄不足

鉄は全身に酸素を運ぶため不足するとめまい、立ちくらみなど貧血症状が出やすい。しかし症状はこれだけではない。鉄は睡眠覚醒にかかわるため不足により寝つきも寝起きも悪くなる。また鉄不足によりコラーゲン合成や粘膜の生

表6-2　鉄の働き

1. 赤血球を作る
2. 体内に酸素を運ぶ
3. 骨・皮膚・粘膜の合成に必要
4. コラーゲンの合成に必要
5. 白血球の働きを活発にして免疫力を高める
6. 知能を向上させ、情動を安定させる
7. 消化管機能をよくする
8. 筋肉を収縮させる

成が低下すれば湿疹や鼻水，洗髪時に髪が抜けやすくなる。さらに頭痛が起きやすいのは，酸素が十分に送られずに血管の収縮・拡張作用が強くなったためと考えられる。脳内では神経伝達物質の合成が低下し，注意力散漫やイライラが起きやすくなる。

特にこのような不定愁訴の訴えは閉経前の女性に多い。チェックテスト（表6-3）で当てはまる項目がある場合，たとえ健診で貧血検査に問題はなくても"隠れ貧血"の可能性が高いため，医療機関で血清フェリチン値（コラム参照）を調べることを勧めたい。男性の場合貧血は少ないが，胃のなかのピロリ菌（ヘリ

表6-3 鉄不足チェックテスト

- □ めまい・たちくらみが起きやすい
- □ 寝起きが悪い
- □ 洗髪時，髪が抜けやすい
- □ 湿疹ができやすい
- □ 体のアザができやすい
- □ 注意力が低下し，イライラしやすい
- □ 頭痛が起きやすい

コラム

フェリチンとは

フェリチンは肝臓や脾臓に鉄を蓄え，血清鉄の濃度を保つタンパク質である。体内の鉄は2/3がヘモグロビン内にあり，残りは血清鉄，貯蔵鉄，組織鉄として使われるため，フェリチンはいわば毎月の給料（ヘモグロビン）だけでは足りないときにおろす，定期預金（貯蔵鉄）のようなものである。血液検査で血清フェリチン値を調べると貯蔵鉄の残量が推測できるため，この値が50ng/mL以下は潜在性鉄欠乏性貧血（隠れ貧血）の可能性が高い。この検査は一般的な血液検査には含まれないため，内科や婦人科に相談して受けることができる。栄養療法の考え方では，男性は120ng/mL以上，女性は50ng/mL以上（20歳代），80ng/mL以上（30～40歳代），100ng/mL以上（50歳代以上）が理想値となる。

コバクター・ピロリ）が萎縮性胃炎を起こすことで鉄の吸収を悪くすることがある。こちらは胃腸科を受診し，検査することが必要である。

7．ビタミンB群は脳のエネルギー産生をする

（1）ビタミンB群の働き

　ビタミンB群とは〔B_1, B_2, B_6, B_{12}, ナイアシン（B_3），パントテン酸，葉酸，ビオチン〕の8種類のことで，体内のさまざまな代謝にかかわるビタミンである。タンパク質の合成を促進する働きもあり，細胞分裂や発育を促している。また糖質をエネルギーに変えて心身の働きを活発にしたり，脳の神経伝達物質を合成したりする。細胞のエネルギー産生にも必要なビタミンのため，アンバランスな食生活でビタミンB群が不足すると，脳がエネルギー不足となって機能が低下しやすくなる。

（2）ビタミンB群不足は脳の働きを低下させる

　ビタミンB群不足は代謝低下を招き脳がエネルギー不足となるため，疲労感や倦怠感が起きやすい。このほか食欲不振や消化不良，抵抗力の低下も起こりうる。また睡眠リズムを整える働きもあるため，夜なかなか眠れない，日中に眠くなるなどリズム障害が起きたときは，ビタミンB_{12}不足が関係している。
　脳の働きとしては，やる気や集中力の低下，意欲の低下などが起こりやすく，これは神経伝達物質の合成が減少していると考えられる。ビタミンB_1の摂取による精神機能の働きについての研究データ（表6-4）[20]によると，ビタミンB_1を摂ったほうが記憶力や反応速度が良好になり，知能の発達は2倍以上，物事に対する興味・関心度については5倍以上の優位差が出ている。p.108の図6-4において，神経伝達物質の合成にはビタミンB群がかかわっていることから，いかに脳の働きに欠かせないビタミンであるかがわかる。ビタミンB群は本マグロの赤身，カツオ，ブタもも肉，ウナギなどの動物性食品に豊富に含まれており，タンパク質をしっかり食べれば自然と摂取できる。

表6-4 ビタミンB$_1$を1年間摂取した9〜19歳の子どもの精神機能の比較

	プラセボ群	ビタミンB$_1$群
記憶力	100	175
反応の速さ	100	120
知能の発達	100	215
物事に対する興味・関心度	100	530

(文献20より引用)

8．脳のメンテナンスをしているビタミンC

(1) 美容だけではなく脳を守る働き

　ビタミンCは美白や美肌にかかわるというイメージが強いが，高い抗酸化作用があり脳を活性酸素から守っている。ビタミンCは脳で消費される量が多く，血液中のビタミンC濃度を1とすると脳内では約20倍となり，どれだけ必要なのがわかる。もしも活性酸素によって脳細胞がダメージを受ければ，脳の機能が落ちて脳がコントロールしている自律神経や筋肉，ホルモンなど全身の働きが滞ることになりかねない。

(2) 消費されるときに優先順位がある

　大事な働きを担うビタミンCには，消費されるときに優先順位がある（図6-12)[21]。まず命にかかわる感染症から守るために，ウイルス防御が最優先となり，そこで消費された残りの分はコラーゲン合成に使われ，肌，骨，関節，血管，粘膜の体の再生のために消費される。次に皮膚の色素沈着予防，続いて白内障予防，糖尿病予防という順番で使われる。

　ビタミンCが体内に十分あれば，脳は健康であり免疫力も高まって細胞の正常な働きを維持できる。また脳の働きをクリアにし，疲労を抑えて集中力や持久力アップにつながる。反対にストレスはビタミンCを大量に消費するが，それは脳で使われる量が多いことの現れであり，徹夜など疲労が続いた後，風邪で寝込むのはビタミンC不足から免疫力が低下したためと考えられる。

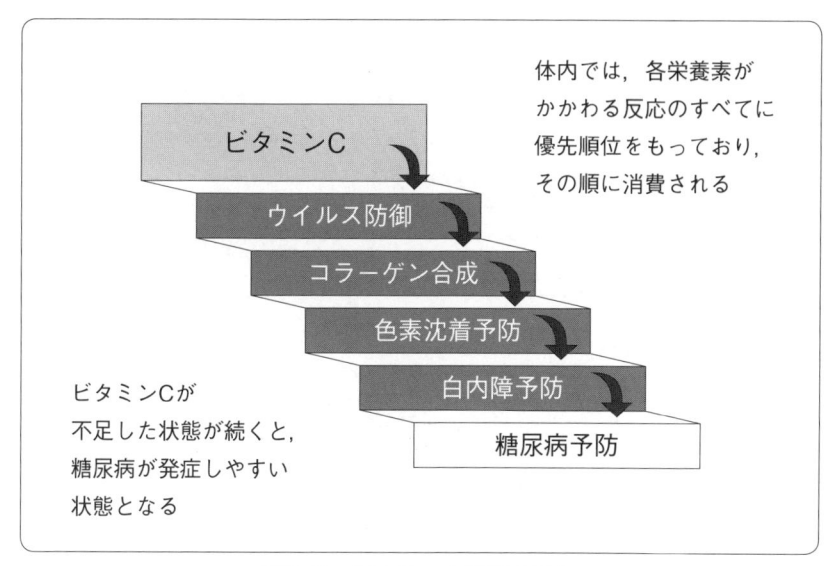

図6-12 ビタミンC消費の流れ

体内では，各栄養素がかかわる反応のすべてに優先順位をもっており，その順に消費される

ビタミンC → ウイルス防御 → コラーゲン合成 → 色素沈着予防 → 白内障予防 → 糖尿病予防

ビタミンCが不足した状態が続くと，糖尿病が発症しやすい状態となる

（文献21より引用）

ところがヒトはビタミンCを体内で合成できないため，常に食事から摂る必要がある。しかも水溶性のビタミンであるため，体内にためておくことができない。朝昼夕の食事でこまめにビタミンC豊富な食事を心がけて，常に体内のビタミンCを十分量で満たしておきたい。多く含む食品は緑黄色野菜や果物で，赤ピーマン，イチゴ，ミカン，ネーブル，ブロッコリーなどがある。

9. 脳にダメージを与える低血糖症

（1）機能性低血糖症とは

ここまで脳にとってよいものについて書いてきたが，反対に摂り過ぎるとよくないものもある。それが糖質である。摂り過ぎるとかえって脳の働きを悪くする"機能性低血糖症"が起きてしまうからである。

機能性低血糖症は1924年にアメリカのSeale Harrisによって指摘された疾

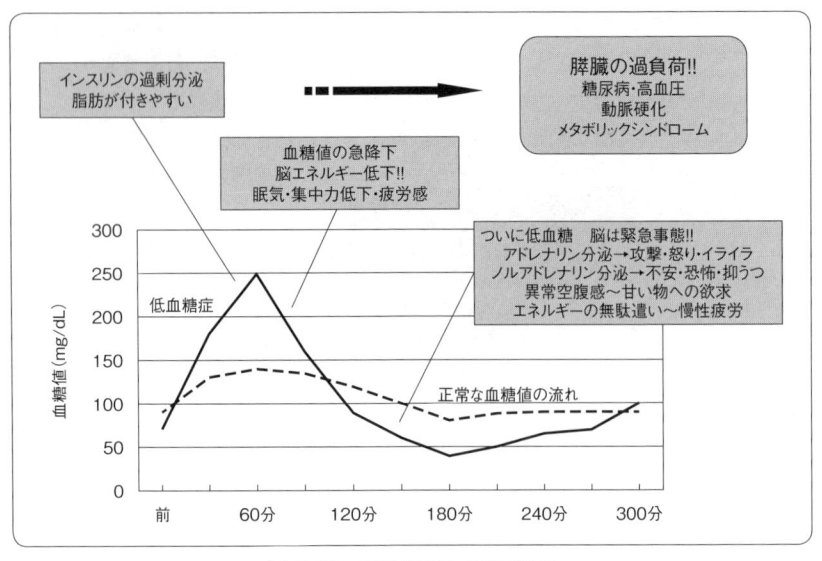

図中テキスト:
- インスリンの過剰分泌 脂肪が付きやすい
- 膵臓の過負荷!! 糖尿病・高血圧 動脈硬化 メタボリックシンドローム
- 血糖値の急降下 脳エネルギー低下!! 眠気・集中力低下・疲労感
- ついに低血糖 脳は緊急事態!! アドレナリン分泌→攻撃・怒り・イライラ ノルアドレナリン分泌→不安・恐怖・抑うつ 異常空腹感〜甘い物への欲求 エネルギーの無駄遣い〜慢性疲労
- 低血糖症
- 正常な血糖値の流れ
- 縦軸:血糖値 (mg/dL) 0, 50, 100, 150, 200, 250, 300
- 横軸:前、60分、120分、180分、240分、300分

図6-13 低血糖症ってなに？

患で，血糖値の異常な変動に伴い，精神的・身体的症状をきたす。

糖負荷試験を行うと，正常な人は緩やかに血糖値が上がって緩やかに下がるが，低血糖症は一気に上がってすぐ急降下する（図6-13）[22]。これは摂り過ぎた糖質によってインスリンの過剰分泌が起こるためで，血糖値が一気に下がると脳へのブドウ糖供給が下がり，急激な眠気，集中力低下，疲労感が現れる。そうなると脳は緊急事態と判断して，血糖値を上げるアドレナリンやノルアドレナリンを分泌する。アドレナリンの分泌はイライラしたり，攻撃的で怒りっぽくなり，ノルアドレナリンは不安感や抑うつ感を招くことになる。これらの症状を解消しようと甘いものが欲しくなるが，これが逆にインスリンの過剰分泌を再び引き起こし，血糖値の乱高下を招き，同じことを繰り返すことになる。血糖値が乱高下を起こすとブドウ糖が脳に安定供給されず，脳の働きは不安定になる。

機能性低血糖症は表6-5のように，心身の両方に症状が出現する。うつ病やパニック障害と診断された人の背後に低血糖症が隠れているケースも多く，食

表6-5　機能性低血糖症の症状

身体症状	精神症状
・易疲労感	・もの忘れ
・頭痛	・思考力の低下
・日中の眠気	・落ち込み
・めまい・ふらつき	・恐怖感
・失神感	・情緒不安定
・視界がぼやける	・易怒性
・日光のまぶしさ	・希死念慮
・聴覚過敏	・多動傾向
・手指の振戦	・自傷行為
・発汗	
・甘い物に対する異常な欲求など	

表6-6　機能性低血糖症の原因

・糖分（砂糖に代表される低分子のブドウ糖）の過剰摂取による膵臓機能の破綻
・アルコール多飲
・カフェイン過剰摂取
・腸内細菌叢（善玉菌・悪玉菌）のアンバランス
・不規則な食事
・ビタミン，ミネラルの摂取不足
・ストレス

事内容の見直しも治療には必須である。

　機能性低血糖症の原因は表6-6のとおりで，糖質の過剰摂取はもちろん，アルコールの多飲も関係する。またカフェインの摂り過ぎはノルアドレナリンの分泌を促してインスリン分泌に負担をかけてしまう。さらに腸内細菌叢の乱れは腸管からの糖の吸収を速めるためインスリン分泌を促し，不規則な食事はインスリン分泌のリズムを乱す原因となる。そしてストレスが続くとアドレナリンやノルアドレナリン，コルチゾールの分泌が増え，その結果血糖値が上がることになる。

（2）機能性低血糖症を予防するために

このように機能性低血糖症が長引くと，いずれ膵臓機能が破綻し，最終的には糖尿病へと進む。そうならないためには，食べ方の工夫が必要である。

まず食間を長くしないこと。空腹が長くなるとインスリン分泌が増えて血糖値が一気に上がりやすく，それだけ急降下しやすい。そのため間食で空腹の時間を短くし，なおかつインスリン分泌が少ないおやつを食べる。お勧めはナッツや炒り大豆，ゆで卵，チーズ，無糖ヨーグルトなどである。

そして食べる順番を意識してみよう。食物繊維を最初に食べると消化吸収の速度が緩やかになり，血糖値の急上昇が防げる。サラダなどの食物繊維→タンパク質のおかず→少量の糖質（ごはんなど）の順番ならば機能性低血糖症が防げるうえ，食べ過ぎ防止にもなりダイエットにも役立つ。これは最近話題の糖質制限（糖質を含む食品を減らし，タンパク質や野菜を中心に食べる）の考え方である。疾患の治療に栄養療法を行った症例を表6-7にまとめた。

10. 腸は第一の脳

（1）全身の健康のほとんどは腸が支えている

腸の働きは必要な栄養素の消化吸収をしながら，不必要な重金属などの毒素の排泄も行っている。そのため便秘が続くと体内に毒素が回り，大腸がんなど病気の原因になることもある。また全身の免疫細胞の約70％が腸管に集まっており，腸が免疫力をコントロールしている。腸粘膜は網の目のように隙間なく細胞が並んでおり，ウイルスや細菌，生体異物が体内に侵入しないようにバリアをはって，感染症やアレルギーが起きないように体を守っているのである。したがって全身の健康は腸が担っているといっても過言ではない。

（2）脳と腸は互いに影響し合っている

腸の働きは自律神経がコントロールしており，ストレスを感じると視床下部から脊髄を通って腸に伝わり便秘や下痢になることがある。反対にお腹の調子

表 6-7 疾患の治療に栄養療法を行った症例

症例 1（K.T., 44 歳男性）
病　名：うつ病
主　訴：めまい，頭痛，寝起きがすっきりしない，動悸
現病歴：X-2 年　　　異動があった後より，上記症状出現。近医受診し，抗うつ薬を処方されたが変わらず
　　　　X-1 年　　　朝起きられず，フラフラするので，うつ病の診断で休職
　　　　X 年 1 月　　職場復帰するも疲労感が強い。気力はあるつもりだし，目標ももっているが，仕事がうまくこなせない。好きだったウオーキングも最近はおっくうになった
　　　　X 年 5 月　　当院受診
経　過：血液検査を行い，受診 2 回目より栄養療法を導入した（ヘム鉄，ビタミン B 群，ナイアシン）
　　　　X 年 7 月　　「だいぶ調子がよくなってきた」「朝，起きられる割合が多くなった」「疲労感が少なくなった」「目の下が重くなるのがなくなった」など，症状の著明な改善がみられた
　　　　X 年 9 月　　(4 カ月後)「集中力，記憶力が上がった。頭の回転がよい」「夏バテもしなくなった」「抗うつ薬はもう服用しなくてもよい感じ」と，病気になる以前よりも体調がよくなったことを話す。抗うつ薬は中止とした
　　　　X 年 12 月　症状が全くなし。治療終了とした
考　察：うつ病で当院を受診した K.T. さんの場合，めまいや頭痛などの症状に悩まされていた。抗うつ薬の効果があまり出ていないので，血液検査で詳しく栄養状態を調べたところ，神経伝達物質の合成に必要な栄養素が不足していた。栄養療法でヘム鉄，ビタミン B 群，ナイアシンを摂取したところ，しだいに栄養状態が整い，抗うつ薬を服用しなくても症状が現れなくなった。

症例 2（N.I., 42 歳男性）
病　名：適応障害
主　訴：憂うつ感，集中力の低下，希死念慮，全身倦怠感，無気力感，立ちくらみ，嘔気，発汗，頸部緊張感
既往歴：脂質異常症
現病歴：高校生のころより適応障害といわれ，しばしば医療機関を受診していた。約 10 年前よりうつ病にて他医療機関にて通院中，入院歴 1 回あり。症状の改善がみられず，休職中であった。X 年に当院受診
経　過：血液検査にて機能性低血糖症と診断し，糖質制限と栄養療法を導入した（ヘム鉄）
　　　　X 年 12 月　　「調子がよい。起きている時間にやりたいことが以前よりできる」と症状の改善がみられた
　　　　X+1 年 10〜11 月　調子がよいので本人が勝手に栄養療法を中断し，症状悪化。復帰できず再入院。退院後，栄養療法を再開する（ビタミン B 群，ヘム鉄，ナイアシン，プロテインパウダー）
　　　　X+2 年 12 月　なかなか改善せず，結局退職し治療に専念することにした。
　　　　X+3 年 6 月　症状の改善がみられ「食欲もあり，動ける，職安に行って講習会を受けてきた」と報告があった
　　　　X+3 年 10 月　「いま，人生で一番よい状態なので，薬を減らしたい」と自ら減薬をした。同時にパートで就職が決まり，仕事をはじめた
　　　　X+5 年 12 月　「就職して 2 年，休みなく働くことができた」と経過がよいので，薬を中止した
　　　　X+6 年 10 月　「薬のない生活は 30 年ぶり。薬がなくなったら献血しようと思っていた。生きている間に薬がなくなると思わなかった」。症状の再燃がみられなかったので，治療終了とした
考　察：適応障害で他院にて治療を受けていた N.I. さんは，糖負荷試験により機能性低血糖症と診断。血液検査でも神経伝達物質の合成に必要な栄養素の不足があった。治療は糖質制限で血糖調節を整え，栄養療法を導入。途中入退院があり，退職などのストレスから症状が強くなるなどしたが，抗うつ薬を服用しながら糖質制限と栄養療法を続け，しだいに改善。栄養状態もよくなり薬を中止しても症状は安定。既往歴の脂質異常症も糖質制限で数値が下がった

が悪いと集中力が低下したり，気分が落ち込んだりする。なぜなら腸の感覚神経が感じた"調子の悪さ"という情報が脊髄を通って脳に届き，情動を司る大脳辺縁系に働きかけて"気分が悪い"と感じているからである。これが"脳腸相関"（図6-14）[23]と呼ばれるもので，脳と腸の働きはつながっているのである。

また腸には脳のように神経細胞が集まり，体に必要なものと不要なものを識別することができるため"腸は第二の脳"と呼ばれる。しかしながら生物の発生起源を遡ると，腸はあっても脳のない生物が存在する。そう考えると，腸は第二ではなく"第一の脳"といえる。そして"第一の脳"は"神の手"のごとく，体にとって必要なものをキャッチし不必要なものを排泄するのである。

（3）元気な腸が脳を健康にする

もう一度 p.108 のタンパク質から神経伝達物質が合成される図6-4 をみてみよう。合成にはビタミンB群が必須であるとわかるが，実は食事から摂るほかにビタミンB群は体内で合成できる。そのために必要な環境が腸内細菌で，

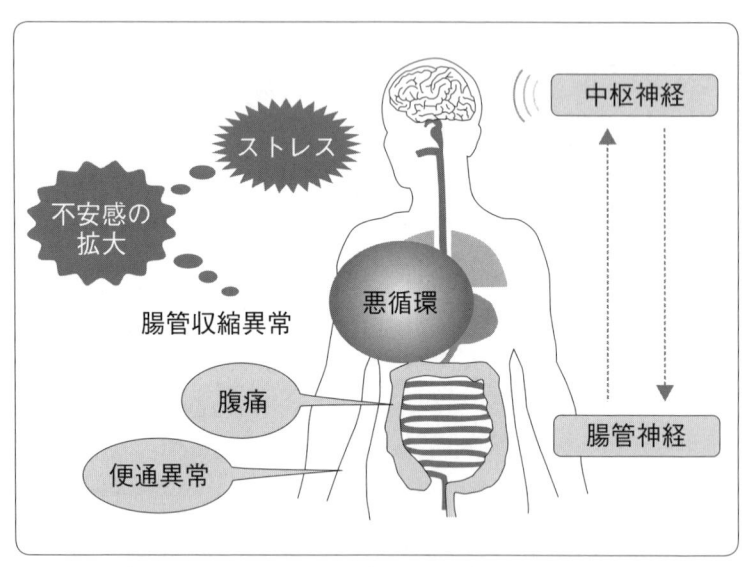

図 6-14　脳と腸の関係

（文献 17）より引用）

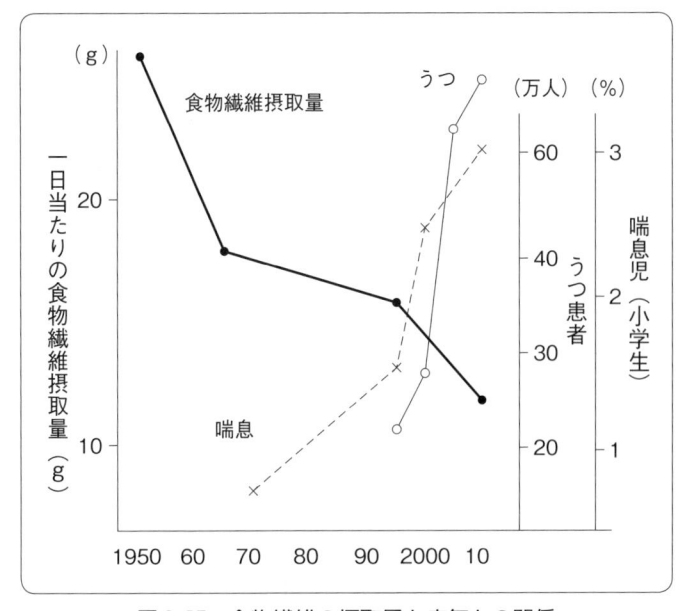

図 6-15 食物繊維の摂取量と病気との関係
(出典：藤田紘一郎『アレルギーの9割は腸で治る！』だいわ文庫，2011)

腸内環境のバランスが整っていればスムーズに合成され，腸内環境が乱れるとうまく合成できない。つまり脳腸相関のとおり，腸の健康は脳の健康であり，もしも食事からのビタミンB群が不足しても腸内細菌が十分存在していれば，腸内細菌が足りない分を合成してくれるということになる。

ここに興味深いデータがある。1970年代から日本人は食物繊維の摂取量が減少しており，それに伴いうつ病や喘息が増えているのである（図6-15）[24]。食物繊維は腸内細菌のえさとなり，腸内環境を整える働きがあるが，食物繊維の摂取量が減ったことにより腸内細菌も減ったことを示す。腸内細菌が減れば神経伝達物質の合成が減ってうつ病が増え，腸内環境も悪化するため，腸のバリア機能が衰えてアレルギー疾患の喘息が増えたといえる。

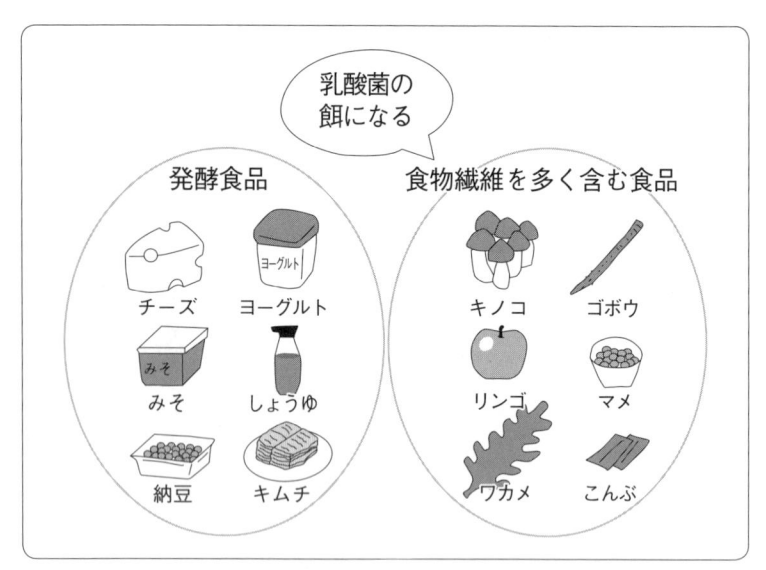

図 6-16 乳酸菌と食物繊維を摂って脳に栄養を行き渡らせる
(文献 25 より引用)

(4) 腸内環境を整える食品

　脳のために腸内環境を整える食品といえば，食物繊維と乳酸菌である．食物繊維は腸内細菌のひとつの乳酸菌を増やし腸内に定着させる働きがある．葉もの野菜，根菜類，海藻類，果物などがあるが，下痢を起こしやすい人は控えめにしたほうがよい．ヨーグルトなどの発酵食品に豊富な乳酸菌は，酸を分泌して腸内を酸性にして悪玉菌が増えるのを防いでいる．また免疫細胞の活性化にもかかわり，免疫力の向上にも乳酸菌が役立つ．納豆菌は乳酸菌ではないが腸内を酸性に保ち善玉菌を増やす働きがある．おもな食品を図6-16[19]にまとめた．

11. おわりに

　全身のコントロールをしている脳の健康こそ，心身の健康につながる．脳の機能を正常化するために必要な栄養素を十分に摂ることがポイントで，何をど

う食べるかが健康な未来を左右する．分子整合栄養医学では，血液データに基づいて不足している栄養素を分析し，本来あるべき至適量まで補充することで病気の進行を防ぎ，改善ができる．さらに血液データから未病を推測することも可能で，本当の意味での予防医学となる．健康は栄養しだいなのである．

文献

1) 中川八郎, 葛西奈津子：子どもの脳を育てる栄養学．京都大学学術出版会, p.37, 2005.
2) 中川八郎, 葛西奈津子：子どもの脳を育てる栄養学．京都大学学術出版会, p.33, 2005.
3) 姫野友美：美しくなりたければ食べなさい．三笠書房, p.55, 2014.
4) 和田 勝：生物学基礎ホームページ（http://www.tmd.ac.jp/artsci/biol/texintro/introtop.htm）
5) Lopez-Garcia E., Schulze M. B., Meigs J. B. et al.：Consumption of *trans* fatty acids is related to plasma biomarkers of inflammation and endothelial dysfunction. J Nutr, 2005；135；562-566.
6) Asherio A., Hennekens C. H., Buring J. E. et al.：*Trans*-fatty acids intake and risk of myocardial infarction. Circulation, 1994；89；94-101.
7) Mozaffarian D., Pischon T., Hankinson S. E. et al.：Dietary intake of *trans* fatty acids and systemic inflammation in women. Am J Clin Nutr, 2004；79；606-612.
8) Morris M. C., Evans D. A., Bienias J. L. et al.：Dietary fats and the risk of incident Alzheimer disease. Arch Neurol, 2003；60；194-200.
9) Chavarro J., Stampfer M., Campos H. et al.：A prospective study of blood trans fatty acid levels and risk of prostate cancer. Proc Am Assoc Cancer Res, 2007；47；943.
10) International Agency for Research on Cancer：Breast cancer：a role for trans fatty acids？ 11 April 2008.（press release）
11) Chajès V., Thiébaut A. C., Rotival M. et al.：Association between serum trans-monounsaturated fatty acids and breast cancer risk in the E3N-EPIC Study. Am J Epidemiol, 2008；167；1312-1320.
12) 奥山治美（編）：長寿のためのコレステロールガイドライン2010年版．中日出版社, 2010.
13) 「食肉と健康に関するフォーラム」委員会（編）：牛肉の魅力．財団法人日本食肉消費総合センター, p.56, 2010.

14)「日本人のコレステロール値と脂肪の危険（総死亡，大阪・八尾市．内藤ら）」「薬のチェックは命のチェック」NPOJIP
15) Montgomery P., Burton J. R. Sewell R. P. et al.：Fatty acids and sleep in UK children：subjective and pilot objective sleep results from the DOLAB study a randomized controlled trial. J Sleep Res, 2014；23；364-388.
　（Article first published online ：8 MAR 2014DOl：10.1111/jsr.12135）
　　http：//onlinelibrary.wiley.com/doi/10.1111/jsr.12135/abstract
16) 寺尾　岳，岡本龍也：低コレステロール血症はメンタルヘルスを阻害する．九州神経精神医学，2003；49（3-4）．
17)「食肉と健康に関するフォーラム」委員会（編）：牛肉の魅力．財団法人日本食肉消費総合センター，p.56，2010．
18)「食肉と健康に関するフォーラム」委員会（編）：牛肉の魅力．財団法人日本食肉消費総合センター，p.57，2010．
19) 金子雅俊：貧血の分子栄養医学的アプローチ．分子整合栄養医学協会．
20) Harrell R. F.：J Nutr, 1946；31；283-298.
21) 姫野友美：成功する人は缶コーヒーを飲まない「すべてがうまく回りだす」黄金の食習慣（講談社＋α新書）．講談社，p.120，2011．
22) 姫野友美：心療内科に行く前に食事を変えなさい　青春出版社，p.33，2010．
23) 姫野友美：心療内科に行く前に食事を変えなさい　青春出版社，p.157，2010．
24) 藤田紘一郎：こころの免疫学　新潮社，p.77，2011．
25) 姫野友美：美しくなりたければ食べなさい．三笠書房，p.198，2014．

第7章

腸は第二の脳である
―食と腸とこころ

藤田紘一郎*

1. はじめに

　日本が世界一清潔な国であることに異を唱える人は少ないであろう。しかし，その清潔志向には異常とも思えるものがある。それはヒトにとって必要不可欠な腸内細菌が普通に腸内に棲むことができない事態まで引き起こしている。その結果として，日本人はヒトが本来もっている免疫システムを低下させ，"アレルギー性疾患"や"こころの病気"に苦しめられるようになってしまったと考えている。

　このことは，この10年間で患者数が2倍以上増加した病気を知れば理解できると思う。これらの病気は50年前の日本にはほとんどみられなかった疾患であり，日本人の免疫力が急激に低下したことが原因ではないかと考えている。

　これまでの精神医学では多くの精神疾患は脳の脆弱性と心理社会的な有害因子，つまりストレスとの相互作用によって発症するという説が支配的であり，治療は，薬物治療とカウンセリングが中心である。しかし，著者はそのような方法だけでは，"こころの病"は治せないと考えている。"こころの病"は単に脳の問題だけではない。免疫系，つまり食べ物や腸内細菌までも含めた体全体の問題である。"こころの病"の治療は，専門の医者任せにしてしまうのではなく，

---

*　東京医科歯科大学名誉教授

人間本来の回復力を引き出すために，当事者が自分自身をトータルにみつめなおすことが必要だと思う。

　糖尿病患者はうつ状態に陥る頻度が高いことが知られている。ある調査では，糖尿病患者の31％がうつ状態になり，18％が不安障害になり，11％がうつ病と診断され，その5.7％が抗うつ剤を服薬しているという[1]。一方，うつ病の患者が逆に糖尿病を発症しやすいこともわかっている。うつ病の人はそうでない人に比べて糖尿病になるリスクが42％も増加している。もちろん，抗精神薬による影響も大きいが，これらの結果は糖尿病とうつ病とは双方向性の関係にあることを示すものであろう。

　著者は2012年，ドーパミンやセロトニンなどの神経伝達物質はもともと腸内細菌の情報伝達物質であることを発表した[2]。生物は誕生から長い間"腸だけ"で生活してきた。脳ができたのは5億年前にすぎない。腸は，後からできた脳のために情報伝達物質の一部を譲ったのである。その証拠に，セロトニンはいまでも腸に90％存在し，脳にはたった2％しかない。その2％のセロトニンが減少すると，うつ症状になるのである。このように腸は"こころの病"にも重要な役割を果たしているものと考えられる。

2．われわれの臓器はすべて腸から進化した

(1) 生物に最初に備わった臓器は腸

　生物に最初に備わった臓器は，脳でも心臓でもなく腸である。ヒドラやイソギンチャク，クラゲなどの腔腸動物には脳はなく，腸が脳の役割まで担っている。神経系にとって最初に特殊化した細胞であるニューロンと呼ばれる神経細胞が出現したのは，腔腸動物の腸だったのである。

　生物が地球上に現れたのは，約40億年以上前のことである。たった1つの細胞から成る単細胞生物として出現し，その後，複数の細胞をもつ多細胞生物へと進化していった。多細胞生物は，生き延びるための進化の過程で初めに腸を作り出した。発生学的に最も原始的な器官が，実は腸だったのである。

腔腸動物のイソギンチャクやヒドラなどは現在でも腸だけしかない。脳や心臓をはじめ，あらゆる器官は存在しない。これらの動物は，口と肛門も分かれておらず，入り口から体内に入った食べ物を消化し，入り口から排出するという，いわば"腸だけ"ともいえる単純な構造である。

（2）腸は脳の指令なしで独自に働ける

進化の過程で腸は次のように，さまざまな臓器に進化を遂げたといわれている。
① 栄養分を蓄える細胞が腸から分離して肝臓に。
② 血中の糖分を調節するホルモンを分泌する細胞が分離して膵臓に。
③ 食物を一時貯蔵するため，腸の前部が胃に。
④ 酸素を吸収する細胞が肺に。
⑤ 腸の入り口，つまり口にある神経の集合が脳に。

このように，生物の進化の歴史からみても腸はあらゆる器官の源だといえるであろう。腸は，体の多くの器官や神経に密接にかかわっているが，このような進化の経緯があったからなのである。

腸は独自に，状況に応じて解毒作用を行い，肝臓や膵臓などの他の器官に指令を出し，適切な処理法を決定するのである。このようなことができるのは脳以外の臓器ではたいへん珍しく，全身麻酔下でも脊髄損傷で脳死状態になっても，腸が正常に働き続けるのはそのためなのである。

腸にトラブルや病気があると，この独自の判断能力に支障をきたし，それは当然，体内システムにも影響を及ぼすこととなる。

腸はこの独自の機能のため，"第二の脳"ともよばれているが，著者は"腸は脳よりかしこい"と思っている。また，"脳腸相関"という言葉があるほど，脳と腸とには切り離すことのできない密接な関係があるのである。

（3）消化，免疫，解毒まで腸の役割は幅広い

腸という器官が極めて優れている理由のひとつは，その働きが多岐にわたっ

ており, "消化" "免疫" "解毒" という役割のすべてを腸が担っていることである。

1) 腸の役割としてよく知られているのは消化・吸収である

胃とともに食物を分解し吸収する機能で, 口から入った食物は消化・吸収され, 約24時間後に排泄される。胃では, 膵液によるでんぷんの消化を行い, ここで多くの病原菌が胃酸によって殺され, 腸に運ばれる。

小腸は4～7mの長さがあり, 十二指腸で分泌される唾液, 胆汁, 腸液によって消化が進み, 酸性度の強い胃酸が中和される。栄養素のほとんどは腸で吸収されているので, 腸が機能しないとヒトは生きていくことができないのである。

2) 腸の役割で消化の次に大切なのは"免疫"である

免疫防御は, 外から侵入してくる有害な物質を追い出す機能である。食物はヒトにとって異物であり, それを体内に入れてよいかどうかを判断するのも腸の役割なのである。

病原菌などの有害物質から体を守るために, 腸には強い免疫系が必要になる。小腸には"パイエル板"などの免疫組織があり, この腸特有の免疫組織を活性化しているのが, 約3万種類, 1,000兆個以上も棲息している腸内細菌なのである。腸の免疫細胞が免疫防御の機能をしっかり果たしている限り, 病気になることはない。

"自然治癒力"の強弱が最近よく問われるが, 腸が免疫防御の機能を果たしていれば, 自然治癒力は高く保たれるのである。

3) 腸は消化・免疫のほかに解毒という重要な機能を担っている

免疫防御は, 広い意味では"解毒"ということもできる。解毒の機能を果たす器官として肝臓が重要であるが, 肝臓の仕事を軽減させているのが腸なのである。

外から入ってくる有害物質は, まず腸が免疫防御機能でブロックし, ブロックしきれなかったものだけが肝臓に送られて, そこで解毒される。つまり, 腸が正常に免疫防御の機能を果たさないと, 肝臓に多量の有害物質が送られてしまうことになるのである。その結果, 肝臓には多大な負担がかかり, 最悪の場合には肝臓の機能不全に至る。肝臓疾患は心臓や呼吸器の病気を誘発するので,

腸が免疫防御・解毒の役割を果たすことで，これらの病気を未然に防いでいるといっても過言ではない。

腸の働きといえば，"消化"だけがクローズアップされているが，腸にはわれわれの健康のカギを握る，多くの重要な役割があるのである。

（4）腸内細菌の悪玉菌が増えると体の機能も低下する

腸内の悪玉菌が増えると消化機能が落ち，せっかく摂った栄養素が十分に吸収されなくなり，他の臓器も機能不全に陥ることになる。その結果，体の多くの部位に影響を及ぼすことになる。ヒトが生存してゆくために必要な栄養素のほとんどを吸収しているのが腸だからである。

腸以外の器官が正常に機能しているだけでは，ヒトは生きていけない。脳死は脳が死んでしまった状態で体が生きていることであるが，腸が死んでしまったらヒトは必ず死んでしまうことになる。

腸が汚れる原因は腸の特徴にある。腸は他の器官と比べると，①37℃で温度は一定，②栄養分がある，③水分がある，という特徴がある。これは微生物がとても増殖しやすい条件といえるのである。これと同じ条件の場所といえば，例えば真夏のゴミ置き場がそうで，すごいスピードで腐敗し，異臭を発するようになる。こうした条件は，特にタンパク質を分解する悪玉菌には絶好の環境になるのである。

悪玉菌の大好物は，動物性の脂肪やタンパク質などである。油でギトギトの唐揚げ，生クリームたっぷりのケーキ，ラーメンのスープ……これらは悪玉菌にとっても大好物なのである。これが，悪玉菌のエサとなって，硫化水素やアミンなどの毒性物質を作り出し，汚れの原因となっているのである。

便秘とは，生ゴミが溜まったままの状態ともいえる。便通をよくして，1日1回は体内のゴミをトイレに廃棄し，腸内をスッキリさせることが大切なのである。

3．腸は腸内細菌の助けを借りてわれわれを守る

（1）われわれを守る免疫細胞の 70％ が腸に集中

　われわれには外部の病原体や体内に出現するがん細胞などから身を守り，病気を治そうとする力が備わっている。これを免疫という。

　免疫には次の3つの役割がある。

　①　感染防御：多くのウイルスや病原菌などから体を守り，感染を防止する。
　②　健康維持：疲労から回復させたり，病気になりにくい体をつくる。
　③　老化防止：新陳代謝を活発にして，細胞の老化を防ぐ。

　例えば，健常な人でも毎日 3,000～5,000 個程度のがん細胞が体内に現れている。それでもがんにならないのは，免疫機能が見張り番として体内を見回り，がん細胞を見つけては排除しているからである。この免疫機能の実に 70％ を腸の免疫細胞が担っているということがわかっている。

　腸内環境が悪くなり，腸内の免疫細胞がうまく機能できなくなると，病原性をもつウイルスや細菌がどんどん体内に入ってしまう。そういう状態になると，ヒトは簡単に病気になってしまうのである。辨野義己博士と光岡知足教授のデータによれば，長寿地域とされる沖縄県と山梨県棡原村（現，上野原市棡原）の高齢者の腸内細菌叢（腸内フローラ）は，東京都の高齢者と比べて善玉菌が多く，悪玉菌が少なかったという結果だった。

　ちなみに，免疫反応を担っている残りの 30％ は，精神的なものの影響を受けると考えられている。つまり，心の持ち方が，免疫系の衰弱に深く関係しているのである。物事をポジティブにとらえ，小さなことにくよくよせずにいると，交感神経と副交感神経のバランスがとれ，免疫力が強化されることは科学的にも証明されている。

　腸内環境を整え，いつも楽しい気持ちでいることが，あらゆる病気の予防法，さらには長生きの秘訣だといえるのである。

（２）腸内細菌を増やしておけば食中毒の予防ができる

　食中毒の予防法としては，手洗いやうがい，塩素や熱による殺菌などが知られている。腸内細菌を増やすこともそれらと並んで，あるいはそれ以上に有効な方法である。

　手洗いやうがい，殺菌は，体にウイルスや細菌を"入れない"という予防法であるのに対して，腸内細菌を増やすという予防方法は，入ってしまった病原菌に"悪さをさせない"という予防法だといえるのである。

　腸内細菌には，免疫反応や解毒を担うものがたくさんある。つまり，腸内細菌が正常に機能していれば，たとえ有害物質が体内に入ってきたとしても，それらをやっつけて，お腹をこわさずにすむというわけである。

　例えば，少し前に話題になったO-157という病原菌は，大阪府堺市の学校給食によって児童が集団感染し，患者数7,996名，死者3名を出す社会的事件となった。このO-157について，興味深い研究がある。当時，東京医科大学客員教授だった中村明子先生は，O-157が集団発生した小学校を調査し，同じ給食を食べ，検便によりO-157が検出された児童の病状を調べたのである。

　その調査では，O-157に感染し入院が必要になった児童は全体の12%，下痢のみの軽い症状だった児童は58%であったが，何の症状も出ない児童も30%いたのである。この結果は，腸内細菌の多寡によるものと言えるだろう。つまり，腸内細菌数が多く，免疫力が高い状態にあった児童の腸のなかでは，O-157は増殖できずに排除され，症状が軽症もしくは無症状だったということである。

　食中毒予防というと手洗いやうがいばかりが注目されるが，それに加えて，腸内環境の改善も欠かせぬ要素だということを覚えておいて欲しい。

（３）腸内環境が悪いままだとがんを招く

　ヒトの体内には日々3,000〜5,000個ものがん細胞が発生しているということはすでに述べた。ヒトの体は約60兆個の細胞で構成され，その2%程度が日々新陳代謝などで生まれ変わっている。細胞は膨大な遺伝子情報としてコピーさ

れていくが，その過程で多少のミスコピーが起こり，これががん細胞の元になるのである。そしてがん細胞として増殖しないように監視しているのが，腸内にその70％が存在している免疫細胞なのである。つまり，がんと腸内環境とは密接に結びついていることになる。

　アメリカのジョンズホプキンス大学の研究グループは，マウスにヒトの腸内細菌であるバクテロイデス・フラギリスを感染させ，腸内細菌が変化することでがん化が促進されることを証明した[3]。この菌は，人によっては下痢を起こすことがある。この菌には毒素を作るタイプ（毒素型）と作らないタイプ（非毒素型）の2タイプがあるが，毒素型を感染させたマウスは下痢になり，1週間以内に大腸に炎症と腫瘍ができたのに対して，非毒素型感染マウスには炎症も腫瘍もみられなかった。つまり，菌の毒素によって炎症が引き起こされ，がん化が促進したということである。これは腸内環境の悪化が，そのままがん化につながることを示す画期的な研究として注目されている。

　腸内では肉食が多いと悪玉菌が増え，抗生物質の使用によって腸内細菌自体が減少し，過度のストレスによって大腸菌の病原性が高くなるといったことが日々起こっている。

　食事や環境やストレスという外的変化が，腸の環境を直接的に変化させ，さまざまながんが増えてきた大きな原因であると考えられる。

（4）効果的ながん予防策は腸を健康に保つこと

　がんは1981年以来，日本人の死因の第1位である。約3人に1人ががんで亡くなっているといわれているのである。

　毎日，正しい食生活をし，ほどほどに運動をし，楽観的で前向きな気持ちで日々を過ごすことががんの予防につながる。そうした日々を送ると腸内細菌が増え，腸内環境が良好になる。腸内環境がよくなれば免疫力が上がり，結果的にはがん細胞が体内で増殖するのを食い止めることができるというわけである。

　日々発生するがん細胞を攻撃してくれるのが免疫細胞であるが，がん細胞を

攻撃する免疫細胞は1種類ではない。マクロファージ，B細胞，ヘルパーT-1 (Th-1) 細胞，ナチュラルキラー（NK）細胞などが，それぞれの方法で攻撃を繰り返すのである。なかでも中心的な役割を担っているのがNK細胞である。NK細胞はいち早くがん細胞を攻撃する。NK細胞は体内に50億個以上あるといわれているが，その数には個人差があり，なかには1,000億個以上ある人もいる。

　NK細胞は強力な攻撃力を持ち合わせているが，その攻撃力はちょっとしたことで弱まってしまう。例えば，攻撃力は時間帯によって変わることがあげられる。朝9時と夕方5時ごろが一番攻撃力が高まる時間帯で，夜9時を過ぎると低くなって行くのである。早起きして活動し，夜は休むという規則正しい生活をしなければ，NK細胞が効果的にがん細胞を攻撃できないということなのである。これが早寝・早起きががんを予防する理由である。

　楽しい気持ちになったり笑ったりするだけでNK細胞は活性化されるが，落ち込んだり暗い気持ちになったりすると，活性は低下する。気分よく運動しただけで活性化するかと思えば，ちょっとしたストレスを感じるだけで攻撃力を落とすのである。

　NK細胞にしっかり仕事してもらうためには，日々をポジティブに暮らすことが大切である。NK細胞がポジティブな気持ちで活性化され，がん細胞への攻撃力を強めることは，アメリカのサイモントン医師によって開発されたサイモントン療法でも実証されている。

　サイモントン療法は，がん治療に用いられる心理プログラムで，患者にNK細胞ががん細胞を食べる絵を繰り返し描いてもらうというものである。何度も絵を描くうちに患者がよいイメージをもつようになり，実際のNK細胞も活性化してがん細胞を熱心に攻撃するようになったのである。

　前述のとおり，免疫細胞の約70％は腸が担っているので，食物繊維が豊富な豆類や海藻類など腸によい食材を意識的に食べ，ポジティブ思考をすることは，そのまま効果的ながん予防策になるというわけである。

（5）腸を丈夫にするとアトピーやぜん息にならない

　日本人の国民病のひとつともいわれるほど，気管支ぜん息の患者数は増えている。呼吸器官の気管支で起こるものなので，腸には関係がない病気だと思っている人も多いと思うが，じつは腸と密接に結びついていたのである。

　気管支ぜん息の発生メカニズムは大きく2つに分けられる。ひとつは非アレルギー性の気管支ぜん息である。成人が罹患するぜん息のほとんどがこちらである。風邪で咳を繰り返すことで気管支炎を起こし，それが原因で，ぜん息になるケースである。このような非アレルギー性ぜん息の場合には，腸の状態はあまり関係ない。

　一方，腸に関連性のあるぜん息はアレルギー性の気管支ぜん息である。アレルギー性の気管支ぜん息は，アトピー性皮膚炎と同じ理由で起こるぜん息で，小児ぜん息のほとんどはこちらである。

　腸内細菌が種類・数ともに充実し，腸内環境が良好なら免疫システムは正常に働き，体外から入ってきた物質が有害か無害かを間違って判断することはない。無害な物質に必要以上に攻撃を加え，アレルギー反応を起こすことはないであろう。

　約50年前の日本には，小児ぜん息になる子どもはほとんどいなかった。アトピー性皮膚炎や花粉症，アレルギー性鼻炎などにかかる人もほとんどいなかったのである。それがいまは，必要以上の清潔志向が，必要な菌さえも追い出し，腸内細菌の数を極端に減らしている。添加物の入ったファストフードを好んで食べることも腸内環境の悪化を加速させているのである[4]。

　現代の日本は公衆衛生が改善され，食べ物にも不自由しなくなった結果，アレルギー大国になってしまったというのは皮肉な話である。

　アレルギー症状の多くは腸内細菌を整えれば改善していくが，なかにはそう簡単にいかないケースもある。都内のとあるお寺の住職が私を訪ねてこられ，息子さんたちがひどいアトピー性皮膚炎だというのである。腸内細菌を整えることと気持ちをポジティブにすることをアドバイスしたが，なかなか改善しなかった。そのうちに一家は南の島に移住した。すると，息子さんたちのアトピー

はすっかりよくなってしまったとのことである。

　活性酸素に満ちている都会では難しかった生活改善が，南の島の自然環境で可能になり，腸内環境を整え，結果的にアトピー性皮膚炎がよくなったものと考えられた。

4．幸せを感じやすい精神状態を作るのも腸

(1) 穏やかになったブタ

　著者の友人である中国科学院の金峰教授は，ブタに乳酸菌を飲ませる研究をしている[5]。豚舎のブタはそれまで，ヒトが近づくと逃げようとして大騒ぎになったそうであるが，乳酸菌を飲ませたブタたちはとても穏やかになり，併せていろいろな病気にも強くなり，肉の質までよくなったという。

　これは乳酸菌が腸内環境を整え，腸内細菌が幸せ物質と呼ばれるドーパミンやセロトニンという脳内伝達物質の前駆体を脳までスムーズに送り届けたためと思われる。

　ヒトが幸せだと感じるのは，脳から分泌される脳内伝達物質が深く関与している。セロトニンは歓喜や快楽を伝え，ドーパミンはやる気を起こさせる働きがある。セロトニンが不足するとキレたり，うつ状態に陥ったりするとされている。ドーパミンやセロトニンなどの幸せ物質を増やす方法を研究する過程で，腸内細菌の重要性が明らかになってきたのである。

　スウェーデンのカロリンスカ研究所で，普通の状態の腸内細菌をもつマウスと，腸内細菌をもたないマウスを比較する研究が行われている[6]。その結果，腸内細菌をもたないマウスは，成長とともに攻撃的な行動が顕著になり，危険を伴う行動が多く確認されたのである（図7-1）。

　また，うつ病など精神疾患のある患者の便の調査では，腸内には悪玉菌が多く，善玉菌はほとんどみらなかった。また，便は少量で悪臭が強いものであった。彼らの脳には，"幸せ物質"が少なかったのではないかと推測している。

　これらの経験からも，健康な腸内はドーパミンやセロトニンといった神経伝

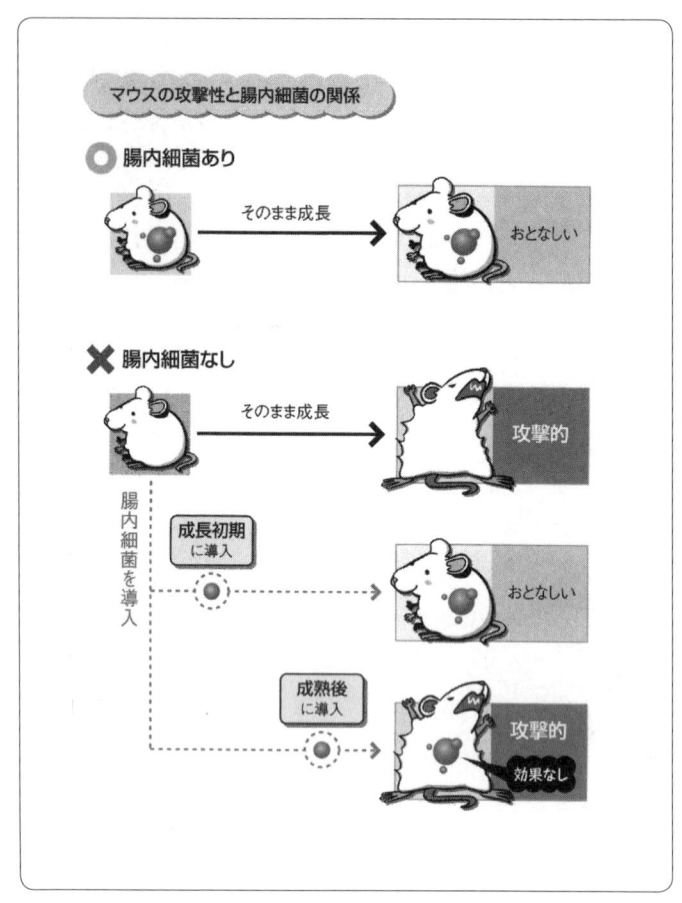

図7-1 マウスの攻撃性と腸内細菌の関係

達物質を生成して脳に送り届けるため，精神状態がよくなり，幸せを感じやすくなるといえる。

(2) 腸の快適さは"こころの病"を防ぐ

現在のうつ病治療は薬物療法が中心であるが，以前より著者はそのことに異を唱えている。現在，日本ではうつ病患者が増加し続けており，2008年には

104万人を超えた。そのうち2人に1人は再発しているといわれている。この数字は現在の治療法ではうつ病などの精神疾患を完全に治癒することが難しいということを示しているものと思われる。

一般的なうつ病の投薬治療には，脳内セロトニンを増加させる薬が使われている。セロトニンは幸せを感じるホルモンの一種で，これが脳に十分あるとうつ病にはならないとされている[7]。

しかし，薬でセロトニンをただ増加させるだけで治るほど，うつ病は単純な病ではない。薬の副作用で攻撃的な性格になったり，最悪の場合には自殺をしてしまったりすることもある。

また，精神科医療そのものが"病気"かどうかあいまいな症状をすべて病気と位置づけ，投薬によってかえって病気を作りかねない現状があるのである。

そのような投薬治療を続けるより，著者は腸内環境の改善を治療のひとつとして考えるべきだと思う。うつ病を初めとするこころの病を患う患者たちの腸内環境は悪く，腸内細菌数が少ないという事実もある[7,8]（図7-2）。

セロトニン生成は，腸の大きな役割のひとつである。正しい食生活をし，腸が適切に機能していれば，セロトニンが不足になることはないと考えられる。

腸内環境の改善こそ，副作用のない，"こころの病"の治療であると著者は確信している。

（3）脳内伝達物質を合成する腸内細菌

1947年，ポルトガルのバスコダガマが喜望峰を回り，インド洋への航海路をみつけ出した。その間，多くの船員が歯茎から出血したり，膝から上に広がる黒あざができるなどして160名中100名が亡くなった。原因はビタミンCの欠乏だった。ビタミンB，Cの発見のきっかけになったのは，船乗りたちが長い航海の間に病気になったことだった。

動物はもともとビタミンBやCを食べ物から摂らなくても，自分の体内で作り出すことができる。しかしヒトは，進化の過程で果実や野菜などを豊富に食べられる環境にあったので，ビタミンBやCを体内で合成する必要がなく

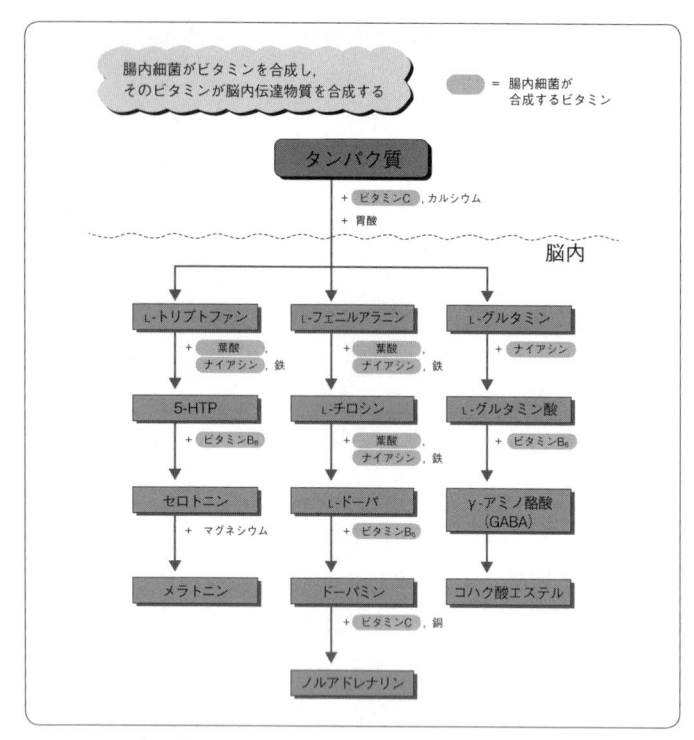

図 7-2 腸内細菌がビタミンを合成し，そのビタミンが脳内伝達物質を合成する

なってしまった。体内でビタミンCを十分に合成できないのは，ヒトとサルとモルモットだけなのである。

　船乗りたちがビタミンBやC不足になったのは，ビタミンBやCを含んだ食品を食べなかったこと以外に，腸内細菌の不足があったからだと私は考えている。船乗りたちは保存食や缶詰の食品ばかり食べているので，腸内細菌が十分に育たなかったことが原因だと考えている。

　東北大学の木村修一教授の研究によって，腸内細菌によるビタミンB群の合成は，腸内細菌の餌であるセルロースの添加によって大幅に増強されることがわかっている[9]。ビタミンは食べ物から吸収するよりも，腸内細菌によるビタミン合成のほうが重要なのである。

外国に行ってしばらくするとイライラしてくることが多いのは，腸内細菌が食べ物や環境の変化で数を減らしてバランスを崩した結果，ビタミン類の不足が起きたことが根底にあると思う。

ビタミンBの不足で脚気が，ビタミンCの不足で壊血病が確かに起こるが，多くのビタミンが脳内伝達物質の合成にかかわっており，それらのビタミンを腸内細菌が合成しているのである。腸内細菌が不足すると脳内伝達物質が欠乏し，イライラしてくるのである。

（4）不安や緊張は腸内細菌のバランスを乱すが神経伝達物質の分泌量を決めて安心感を与えるのは腸内細菌である

1976年，アメリカ航空宇宙局（NASA）のホールデマン博士が宇宙飛行士と腸内細菌との関係を調べている。この年，NASAは有人科学実験探査機を打ち上げた。搭乗したのは3人の宇宙飛行士であった。この3人の腸内細菌を継続的に調べた結果，極度の不安と緊張にさらされているときには，悪玉菌といわれるバクテロイデス菌が増加していた。

同様に，ソ連においても宇宙飛行士の腸内細菌が調べられている。腸内細菌はすでに飛行前から変化しはじめていたが，飛行中はさらに異常が認められ，善玉菌といわれるラクトバチルス菌などが減り，悪玉菌といわれるクロストリジウム菌が増えていた。

また，阪神・淡路大震災前後での腸内細菌の変化を調べたところ，震災後には糞便中のカンジダやシュードモナス菌が増加していた。心理的あるいは身体的ストレスが善玉菌を減らし，悪玉菌を増やしていたのである。

なぜ，ストレスが腸内細菌に影響を与えたのだろうか。九州大学の須藤信行教授らのグループは，生体は有害なストレスを受けたとき，視床下部-下垂体-副腎軸（hypothalamic-pituitary-adrenaline axis：HPA axis）を介して腸内細菌に影響を与え，また逆に，腸内細菌が神経伝達物質の分泌量を決めて安心感を与えていることを明らかにしている[10,11]。

無菌（GF）マウスと腸内細菌をもった（SPF：特定の病原菌をもたない）マウ

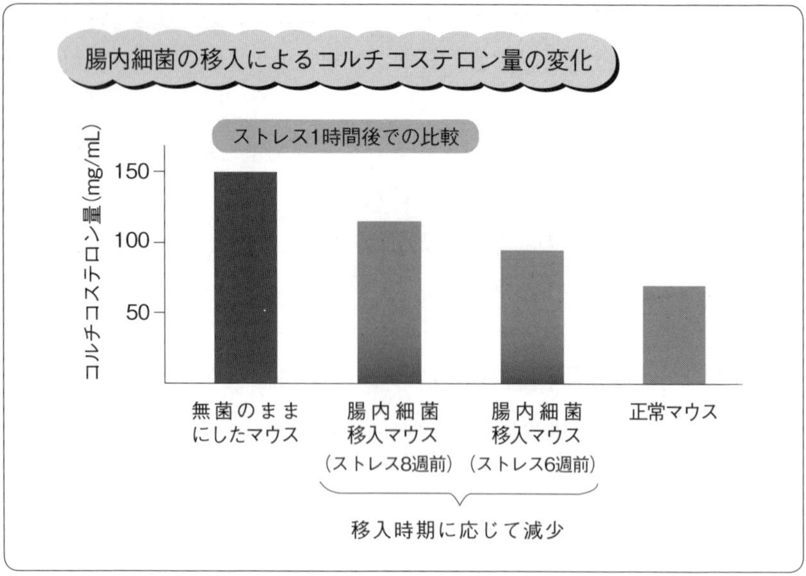
腸内細菌の移入によるコルチコステロン量の変化
ストレス1時間後での比較
コルチコステロン量(mg/mL)
150
100
50
無菌のまま
にしたマウス
腸内細菌
移入マウス
(ストレス8週前)
腸内細菌
移入マウス
(ストレス6週前)
正常マウス
移入時期に応じて減少

図7-3　腸内細菌の移入によるコルチコステロン量の変化

スとに分けて，拘束ストレスを与えた後の副腎皮質刺激ホルモン（ACTH）やコルチコステロンの分泌量を比較している。その結果，無菌マウスが正常腸内細菌叢のマウスに比べてACTHやコルチコステロンの両者とも，有意に分泌量を増加させていた。マウスを無菌状態にするとストレスに反応する視床下部-下垂体-副腎軸が活性化して，ACTHやコルチコステロンの分泌量を増加させるということを明らかにした。

逆に言うと，マウスの腸内細菌がコルチコステロン量を減少させ，免疫反応を高めて，生体防御を上昇させたということである。

また，無菌マウスに腸内細菌を移入して，正常マウスに近づけていくと，ストレス後のACTHやコルチコステロンの分泌量が，移入時期に応じて低下していくことも明らかにされた。

さらに，無菌マウスと正常腸内細菌叢のマウスの間で脳内神経成長因子や脳内神経伝達物質濃度を比較したところ，無菌マウスでは海馬や前頭葉のノイロ

トロピン，ノルアドレナリンばかりでなく，セロトニン量も有意に低下していることがわかった（図7-3）。

つまり，腸内細菌がストレス反応を抑えることや腸内細菌が脳内に神経成長因子や神経伝達物質を送り込んでいることを明確に示したのである。このようにわれわれを幸せにして，安心させるようにしているのは腸内細菌のおかげである。

ストレスが腸内細菌叢を変化させる機序として，免疫機能抑制や腸管蠕動運動の変動を介した間接的な影響が想定されていた。しかし最近では，ストレス時に消化管局所で放出されるカテコールアミンによる直接的な影響が注目されている。たとえば，カテコールアミンにさらされた大腸菌は増殖が進み，腸管局所でも病原性が高まっていたのである。このようなカテコールアミンによる病原性増強効果は，大腸菌以外の細菌でも確認されているのである。

（5）うつ病や自殺を防止する腸内細菌

現在，日本ではうつ病患者が急増している。昔はほとんどなかったうつ病が，なぜ急激に増えてきたのだろうか。著者は日本人の腸内細菌が減ってきたことが，そのおもな原因だと考えている。

うつ病は脳内セロトニン量が減少すると発症する。セロトニンは食物からトリプトファンを摂取しないと体内では合成できない。しかし，いくら多量のトリプトファンを摂取しても，腸内細菌がバランスよく存在しないとセロトニンは脳内に増えないのである。なぜならば，セロトニンの前駆体を脳に送っているのが腸内細菌だからである。また，セロトニン合成にかかわっているビタミンB_6，ナイアシン，葉酸などのビタミンを合成しているのも腸内細菌だからである。

日本人は先進国のなかでも自殺率が高い国である。自殺の原因として，貧困や格差社会，成果主義社会などが指摘されているが，著者は腸内細菌の減少もその一因だと考えている。メキシコは世界で最も自殺率が低い国である。日本より貧困な人々が多い国であるが，なぜ，メキシコ人に自殺が少ないのだろう

か。

　調べてみると，メキシコは世界で最も食物繊維摂取量が多いことがわかっている[12]。一人当たり1日に食物繊維を93.6g摂っているのである。一方，日本人の食物繊維の摂取量はその1/4くらいである。しかも，その摂取量は年々減少している。

　食物繊維は腸内細菌が好んで食べる餌である。食物繊維を多く摂ると腸内細菌量も増加する。その増えた腸内細菌がセロトニンの前駆体を脳に送っているのである。腸内細菌に食物繊維を添加した研究では，ビタミンB群の合成が増強されることがわかっている。このビタミンB群もセロトニンの合成に必要なのである。つまり，食物繊維を多く摂っていると，うつ病や自殺を防止できるということである。

5．食べることで体もこころも健康を保つ

（1）食べることと免疫との関係

　免疫系の中心的役割を果たしている抗体は，進化のどの段階の動物からもつようになったかご存知だろうか。

　脊椎動物のなかで最も下等な円口類に属するヤツメウナギやヌタウナギには抗体がないが，そのほかの脊椎動物は抗体をもっている。ヤツメウナギやヌタウナギの大きな特徴は"顎がない"ということである。これより上位の脊椎動物には，すべて顎がある。この"顎のある・なし"が，免疫系に大きな影響を与えてきたのである。

　顎のある生物とそうでない生物とは，当然食生活が違う。顎があれば噛むことができ，それによって食べられるものの範囲が広がってくる。顎があるとないとでは，食べられるものの種類が格段に違ってくるのである。

　食べ物の種類が多くなればなるほど，微生物が体内に侵入したり，異物を取り込む機会が増えてくる。動物は，それらに対抗するために生体防御の要である免疫系の発達が必要だったのである。そのひとつが"抗体"を作る仕組みで

あった。そのため，ヤツメウナギやヌタウナギには抗体がないが，それより上位の生物には抗体があるという結果になったのである。

このように，食と免疫には密接な関係がある。海綿動物（カイメン）や腔腸動物（イソギンチャク，クラゲ）は異物を排除する機能を有している。環形動物（ミミズ，ヒル），棘皮動物（ウニ，ヒトデ），軟体動物（イカ，タコ）および節足動物（昆虫，エビ）などには殺菌作用のある体液性因子が存在する。魚や両生類（カエル），爬虫類（ヘビ，トカゲ）などの顎のある脊椎動物には抗体ができるがヤツメウナギやヌタウナギのような顎のない脊椎動物には抗体はないのである。

（2）腸内細菌の活動を高める食品

腸には人体で最大の免疫組織が存在し，腸内細菌がその免疫組織を活性化していることがわかってきた。例えば，乳酸菌を与えると免疫力が増強されることはよく知られている。乳酸菌の細胞壁に強力な免疫増強因子があり，それが，腸の上皮細胞間のTリンパ球や粘膜固有層のBリンパ球を刺激していることがわかっている。

著者は腸内細菌の活動を高めて，体全体を健康な状態に誘導する健康法をフローラ健康法と名づけている。腸内フローラ（腸内細菌叢）がバランスよく大きく育つと免疫力は増強する。それにより，腸管の蠕動運動が活発になり，便秘が解消され，肌も美しくなり，がんやアレルギー病の予防になるばかりか，心まで豊かになるのではないかと思っている。

腸内細菌を増やし，"腸内フローラ"を健全に保つには，まず第一に穀類，野菜類，豆類，果物類など植物性食品を摂ることである。第二に発酵食品を摂ること，第三は食物繊維やオリゴ糖を摂ることである。それは，これらの植物性食品が腸内細菌の餌となって腸内細菌の数と種類を増加させ，"腸内フローラ"がより大きくなるからである。

そして，第四に加工食品や食品添加物の入った食品をなるべく避けることである。これらの食品を摂っていると"腸内フローラ"が減少し，正常な機能が働

かなくなる場合があるからである。第五に，よく噛んで楽しく食べることである。第六は，適度な運動をすることである。そして最後の第七は，自然と触れあうことである。これらのことが，腸を鍛える7つのワザであり，"フローラ健康法"の基本である。

(3) 腸内細菌の餌となる糖類

　オリゴ糖はでんぷんや砂糖，大豆，乳糖などを原料に作られる少糖類のことである。オリゴ糖が餌となってビフィズス菌が増え，逆に悪玉菌は減る。オリゴ糖は大豆，ゴボウ，タマネギなどに多く含まれているので，これらを使った食品を積極的に食べ続けることが必要になるのである。

　多糖類のなかで腸内細菌の餌となるのが，食物繊維である。食物繊維のなかで水に溶ける水溶性のものを腸内細菌はより好むようだが，不溶性の食物繊維にも重要な役割がある。腸内のカスや細菌の死骸をからめ取りながら，便のカサを増やしている。不溶性の食物繊維が不足すれば，食べ物のカスが腸内に残って腐敗菌を増殖させる一因となるからである。

　言い換えれば，排便量が減少するということは，われわれの腸内環境が悪くなっていることを示すシグナルなのである。お腹に便を残さず，"理想のウンチ"を排便するためには，十分な量の食物繊維を摂ることが重要なのである。

　食物繊維によって腸内の環境を良好に保つことがいかに重要かを示す，興味深い事実が明らかになっている。アメリカ国立がん研究所が，野菜類，豆類，穀類などを多く摂れば免疫力が上がり，がんを予防でき，アレルギーも抑えられるという研究成果を発表したのである。これらの食品は免疫力を上げると同時に，便秘や下痢をしない元気な腸を保つためにも役立つのである。

　しかし，困ったことに，日本人が摂取する食物繊維の量は年々減少している。果物類の摂取は変わらないが，野菜類の摂取量が極端に少なくなっているのである。われわれ現代人の体のしくみや機能は，草や木の実を食べていた1万年前の先祖とほとんど変わっていないのである。したがって，野菜類や豆類，穀類などを日ごろからきちんと摂ることが必要なのである。

（4）長寿を導く発酵食品

　著者は以前，東京農業大学の小泉武夫名誉教授と共著で『カイチュウ博士と発酵仮面の「腸」健康法』という本を出版した。そのなかで，発酵食品の摂取で腸内細菌が元気になることを述べた。

　いま日本では，腸内の善玉菌だけを増やそうとする試みが盛んになされている。しかし，重要なことは善玉菌と悪玉菌とのバランスなのである。腸内の善玉菌と悪玉菌とは絶えず勢力争いをしており，このバランスが良好に保たれているときに腸の機能が正常に働き，新陳代謝も活発になって免疫力も向上する。逆にこのバランスが崩れると，消化吸収機能や免疫機能，神経内分泌機能のすべてにおいて悪影響が出てくるのである。

　発酵食品には，漬け物や納豆，ヨーグルト，チーズなどがある。漬け物には乳酸菌，納豆には納豆菌，みそには麹菌，ヨーグルトにはビフィズス菌，チーズには乳酸菌などいろいろな細菌が含まれている。乳酸菌やビフィズス菌が他の腸内細菌に及ぼす影響については，ある程度明らかにされているが，例えば納豆菌などが腸内に入るとどのような影響が起こるかなどについては，全く解明されていない。しかし，納豆菌であれ，麹菌であれ，これらの細菌を腸内に入れると腸内細菌が増え，バランスもよくなって，結果的に免疫機能が向上することがわかっている。

　日本の伝統食品には納豆や漬け物をはじめ，味噌，醤油などの発酵食品がたくさんある。日本の伝統食品を摂っていると常に免疫力が上昇し，結果的に長寿になるのである。世界の長寿地域として有名なカフカス地方に位置するジョージア（グルジア）共和国の食事には，朝・昼・夜とかならず乳酸菌で作ったヨーグルトが出てくる。乳酸菌が作った酸によって，ストレスなどで乱れた腸内細菌叢のバランスが整えられ，免疫増強につながっているのである。

（5）保存料などの添加物が腸内細菌を減らす

　日本人の腸内細菌数の減少は，抗生物質の使いすぎや保存料などの食品添加物の含まれた食品を多く摂っていることが背景にあると著者は思っている。

しかし，それには反論がある。食品中の食品添加物はヒトに摂取された時点でほかの食べ物や体内の水分により希釈され，さらに，消化酵素によって分解される。腸内細菌の数は食品中の細菌数よりはるかに膨大であり，腸内細菌数を減らすような高濃度の食品添加物が腸に到達するような食生活は，ありえないというものである。

確かに保存料などの食品添加物入り食品を多く摂っていると腸内細菌が確実に減ったというデータはない。しかし，著者は食品添加物入りの食品ばかりを食べていると腸内細菌数が減少していくだろうと考えている。

そのような食品ばかりを摂っているヒトの糞便量は，決まって少ないからである。保存料のソルビン酸はハムやソーセージ，かまぼこといった食肉・魚肉などの練り製品からパンやケーキ，チーズ，ケチャップなど広範囲の加工品に添加されている。腐敗の進行を止めるためである。種類によって1kg当たり，1～3gほどのソルビン酸の添加が認められているのである。青山学院大学の福岡伸一教授の実験によると，食品を腐敗させる細菌を培地に入れ，ソルビン酸を0.3%だけ添加したエチル培養液を入れると全く細菌は増殖できなかった。これと同じようなことが腸内細菌でも起こっているだろうと，著者は思っている。

ソルビン酸は抗生物質に比べると細菌の阻害作用がはるかに少ないのは事実である。しかし，一時的に使用する抗生物質とは異なり，ソルビン酸は弱いとはいえ長時間，継続的に摂取するということが問題なのである。

(6) 日本人の腸内細菌が減っている

日本人の腸内細菌数は，戦前に比べてたいへん少なくなっている。腸内細菌叢のバランスも崩れていて，日本人の腸年齢も老化している。それは，糞便を調べればわかるのである。

糞便の約半分の量を，生きた腸内細菌と死んだ腸内細菌とで占めている。したがって，糞便を調べれば腸内細菌の種類とその量がわかるのである。

食物繊維の研究をしている姫路工業大学の辻啓介教授によると，太古のアメ

リカ先住民族の糞便には，麦わらや羽毛，種子などが混じっており，1回分の糞便の量が800g，繊維質だけでも150gあったということである。

辻教授によると，日本人の糞便量が戦後50年間でたいへん少なくなったということである。日本人の食生活が欧米化した結果，繊維質の摂取量が極端に少なくなったからであると述べている。確かに戦争直後は1人当たり1日27gだった繊維質摂取量が，いまでは12gにまで減少している。

著者らの調査によると，戦前の日本人の糞便量は1人当たり1日約400gであったが，戦後徐々に量が減り，いまでは1人当たり1日200gくらいになっている。若い年齢層では150gくらいが多く，便秘で悩んでいるOLの場合には80g程度しかなかったという調査結果もある[13,14]。

腸内細菌の餌である野菜類や豆類の摂取量が減り，食物繊維の摂取量も減ってきたからである。日本人の野菜消費量は，1985年1人当たり年間110.8kgであったものが，1995年には108kg，1999年には102.8kgまで低下している。食物繊維の摂取状況は戦前の約1/3に減少しているのである。

日本人の腸内細菌が減少した背景には，このように食物繊維や野菜類，豆類の摂取量が低下したほかに，食生活の乱れやストレスの多い現代の社会環境も関係していると思っている。

文　献

1) 奥村泰之：糖尿病患者におけるうつ病の有病率とネガティブな影響．「次期医療計画策定と精神疾患」フォーラム，2014年7月．
2) 藤田紘一郎：脳はバカ，腸はかしこい．三五館，2012．
3) Wu S. et al.：A human colonic commensal promotes colon tumorigenesis via activation of T helper type 17 T cell responses. Nat Med, 2009；15；1016-1022.
4) 斎藤博久：小児アレルギー疾患研究の最近の進歩．小児科臨床，2005；58 (6)；969-976.
5) 金　峰：NS乳酸菌が病気を防ぐ．PHP研究所，2012．
6) Diaz Heijtz R., Wang S., Anuar F. et al.：Normal gut microbiota modulates brain development and behavior. Proc Natl Acad Sci USA, 2011；108 (7)；

3047-3052.
7) 溝口　徹：「うつ」は食べ物が原因だった．青春出版社，2009
8) 藤田紘一郎：こころの免疫学（新潮選書）．新潮社，2011．
9) 木村修一：腸内細菌とビタミン．CLINICIAN，1990；395；21-24．
10) Chida Y., Sudo N., Sonoda J. et al.：Early-life psychological stress exacerbates adult mouse asthma via the hypothalamus-pituitary-adrenal axis., Am J Respir Crit Care Med., 2007；75（4）；316-322．
11) Sudo N., Chida Y., Aiba Y. et al.：Postnatal microbial colonization programs the hypothalamic-pituitary-adrenal system for stress response in mice. J Physiol（London），2004；558；263-275．
12) 藤田紘一郎：乳酸菌生活は医者いらず．三五館，2013．
13) 藤田紘一郎：腸をダメにする習慣，鍛える習慣（ワニブックス PLUS 新書）．ワニブックス，2013．
14) 藤田紘一郎；腸内革命—腸は，第二の脳である．海竜社，2011．

第8章
修業僧の食事と典座

本 庄　厳*

1. はじめに

　永平寺などの禅寺で修行する僧たちはどんな食事を摂っているのだろうか，粗末な食事のようだがその味はどうなのだろうか，さらにはその食事は栄養的に問題はないのだろうか。このような禅寺の食事に対する疑問は誰しももっているのではないだろうか。修業僧は雲水とも呼ばれ，本来は行雲流水の言葉通り行く雲や流れゆく水のように修業の旅をする出家僧を指すが，いまはそれぞれの禅寺の専門道場で修行をする人たちである。

　修業僧たちは典座（てんぞ）の作る食事を頂く。典座というのは耳慣れない言葉であるが，禅宗のお寺で食事の世話をする炊事係ないしは料理人であり，かつ食事中の給仕役も兼ねている。典座の長は禅の修業を積んで皆の信頼を得ている年配の人物が担当するのが普通である。

　著者は出家した僧が修行する京都五山や永平寺といった本式の禅寺ではないが，明治時代，鎌倉円覚寺，今北洪川禅師の指導で始まった臨済宗の在家組織・人間禅に入門し，年に数度の接心会への参加を続けた経験から，著者の知る範囲で修業僧の食事と典座の役割などをご紹介したい。

---

*　京都大学名誉教授

2. 典座とは

　われわれの教団では1週間単位の接心会が行われる。この間はもちろん道場に泊まり込みで道友と寝食を共にすることになる。接心会に際して道場ではそれぞれ役位が決められ、諸行事がスムーズに行えるようになっている。著者の場合、入門後の早い時期から典座のグループに入るように言われ、接心期間中は典座長の下で食事の準備と食事時の給仕役そして食料の買出しなどを務めた。

　典座というと思い出すのは道元禅師が中国の港、寧波で出会った典座の老人のことである。阿育王山から船に椎茸を買い付けに来たこの老人と親しくなった道元は、典座の仕事は誰にでも代われるだろうから、今晩食事を差し上げたいと引き止めた。中国の港に着いたが上陸ができなかった道元は多分話し相手が欲しかったのだろう。しかし老人は明日の典座の仕事は私にだけにしかできないといって船に泊まることを断った。道元はさらにあなたの歳で坐禅の修業をしないでなぜ典座などをするのですかと尋ねると、老典座は大いに笑ってあなたはまだ修業というものをご存じないようだと言い、阿育王山へ帰って行った。道元はその後この老典座と再会し、弁道修業の真意を教えられることになる。また道元が天童山で修行していた折、夏の暑い日、仏殿の前で海藻を干す老典座を見かねて誰か若い者にその仕事をやらせるか、涼しくなってからにしてはと声をかけるが、典座はいま、自分でなければこの仕事はできないといって仕事を続けている。道元はこれらの典座の言葉に深く感じ入り、禅の修行は坐禅だけではなく、炊事など他人のために行う日常の仕事も大切な修行であることを学んでいる。

　道元が著わした典座教訓のなかでは典座の心得が説かれている。食材の命を大切にして一本の野菜でも仏の身として大切に扱うこと、手間を惜しまずに調理することなどこと細かに述べられ、食事の支度が整うと典座は袈裟を付け香をたき、これから食事を運ぶ僧堂に向かって9回礼拝した後に食事を僧堂に運ばせるようにせよと述べており、禅道場での食事の位置を極めて高いものとし

ている。

　典座の作業は朝食から昼食そして夕飯と毎回の準備と後片づけ、さらに翌日の朝食の仕込みまでと仕事は絶え間なく続く。その合間にはお米をはじめ食料の買い出しにも行かねばならない。そのためか、ふと接心会のあいだも三度三度の食事は欠かせない人間の業といったものを感じさせられることがある。

　典座は三度の食事の際はタスキを掛け、袴の股立を取って給仕掛りも務め、自分の食事は皆の食事が済んだ後、台所でそそくさと済ませる。そのため皆と一緒に坐禅をしたり、老師の部屋で問答をする参禅の機会は少なくなる。しかし典座の長は先の中国の典座係の老人たちと同じく、炊事の仕事に禅の修行の道を見いだして励んでいるのである。これは白隠禅師の「動中の工夫静中の工夫に勝ること数千億倍」という教えそのままであり、静坐だけが悟りに至る道ではなく、体を動かす日常生活のなかでもそのものになりきれば修業ができるということを教えている。

3. 食事の作法

　禅道場の行事の合図は起床から就寝まで、いずれも板木を一定のリズムで叩いて知らせる。朝5時の起床の後、掃除、静坐、参禅を行い7時半にやっと朝食の時間になる。食事の開始も板木の音で各自が布巾に包んだ食器をもって堂外に並ぶ（図8-1）。典座長の拍子木で堂内に入り座卓の前に立つ。拍子木の合図で着座し、典座の「食前の文」の掛け声で食事に対する感謝の言葉を唱和する。次の拍子木で食器を包む布巾をほどき、布巾の上に食器を並べる。朝食では粥のための飯碗と梅干の小皿だけだが、昼食と夕食では汁椀、皿、小皿を並べる（図8-2）。これらの食器は臨済宗では持鉢、曹洞宗では応量器と呼ばれる入れ子式の漆器が使われるが、われわれの人間禅では普通の飯茶碗と漆器の汁椀、瀬戸物の皿が重ねられている。

　昼食・夕食では、拍子木の食事の開始の合図で飯碗を右手で捧げ、順にまわってくる典座に手渡し合掌して待つ。飯碗を受け取った後は汁椀を捧げ典座に手

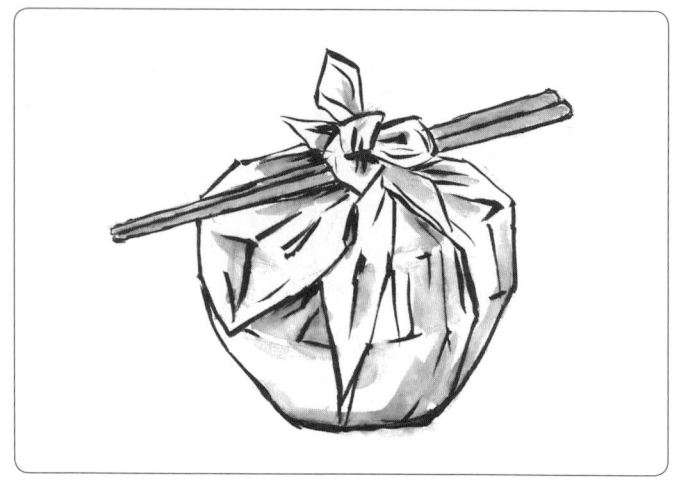

図 8-1　布巾に包んだ食器

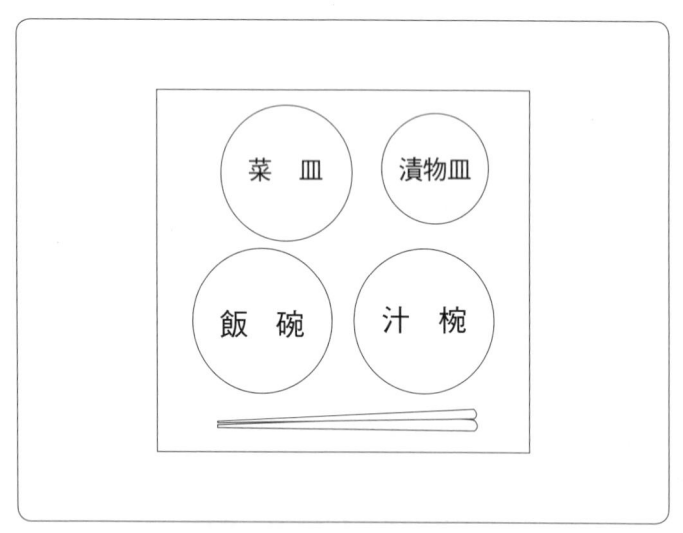

図 8-2　広げた布巾に置いた食器

渡す。同時に順次回ってくる煮物鉢と漬物鉢のものを自分の皿に取り分ける。一座に飯，汁，菜が行き渡ると典座の拍子木の合図で食事を始め，飯碗，汁椀のお代りは碗を捧げることで知らせる。最後に沢庵一切れを残して食事を終わ

る。食事のスピードが速いので皆と同じように食べ終わらねばならない。これを見計らってお茶が配られ，飯碗に受けたお茶は汁椀，皿に注ぎ分け，沢庵で食器を清めた後，沢庵を食し，小さな布巾で食器を清拭した後，重ねて布巾で包む。そのような食器の清め方は食器を洗う手間を惜しむことと，いまひとつはご飯粒ひとつも残さないという心掛けの意味も含まれる。その間一切無言で，食器の音や物をかむ音も極力控える。ある老師のお言葉で「食事の時には食事になりきる」とお聞きしたが，食事になりきるためにも食事中の無言は大切な心得なのであろう。食事の所要時間は十分くらいであろうか。最後に食事に感謝し「飯食喫し了って身心充ちたり，深々たる荊棘も手を振ってゆくべし，・・・」と「食畢の偈」を斉唱し低頭して食事を終わる。夕食の後は老師による講話，そして再び静坐と参禅とがあり，午後十時に開枕と呼ばれる就寝をする。ちなみに永平寺では昼間は坐禅をする単と呼ばれる一畳のスペースに，夜は布団を敷いて就寝するようだが，われわれの道場では堂内での雑魚寝である。

　このような禅寺での食事の作法は道元の『赴粥飯法』のなかでこと細かく述べられており，道元ほどの高僧がこれほど具体的に食事の作法を書き記したことに驚くが，道元が僧堂の食事を修行の一環として極めて重視していたことがうかがえる。また道元は修業僧は食事の良し悪しに左右されてはいけないとも諭し，「粗末な食べ物も仏身の身を養い悟りを目ざす心を育てることを知りなさい」と述べている。これは選択し区別することを止めれば悟りに至る道は難しくないとする禅語「至道無難，唯嫌揀擇」の精神と一致するものであろう。

　ちなみに禅寺での食事の精神は茶道にも取り入れられている。正式な茶事ではお茶のお点前の前に食事の接待があり，それがいわゆる懐石と呼ばれる食事である。懐石とは元は空腹をしのぐために僧たちが温めた石を懐に入れて修業したことに由来し，とりあえず飢えをしのぐほどの食事を意味する。実際の茶懐石では，はじめに炊きたてのご飯がほんの少し飯碗によそわれて出されることから始まり，植物性の山の物だけでなく海の物である魚や般若湯（酒）も登場し，禅寺の食事よりはるかに贅沢であるが，漆器の黒い飯碗，汁椀と向付と

呼ばれる菜をとり分ける器だけで食事が進む様子は禅寺のそれと同じであり，最後にお焦げの混じったお湯が湯斗で供され，これで碗を清めて何ひとつ残さずに食事を終わるやり方も禅寺のそれと同じである。

4．食事の内容

　朝食は粥座(しゅくざ)と呼ばれるように白粥と梅干，沢庵が原則で，前日のご飯や味噌汁が残った場合はこれで作ったおじやが供される。昼食と夕食は米飯と一汁二菜になる。汁は味噌汁で，菜は原則として野菜の煮物で豆腐，油揚げ，がんもどきなども適時使われる。われわれの道場は在家の集団のせいか肉食禁忌の戒はやや緩く，時に鶏肉が混じることがあった。しかし魚は調理の手間からか使われることはなく，またてんぷらなど油を使う料理も全く登場しなかった。

　著者はおおむね典座長の指示に従ってお米を研いだり野菜を刻んだりする下仕事であったが，時に一品をまかされることがあり，その時にはけんちん汁を作るのが常であった。大鍋で昆布と椎茸で出しを取り，大根，蓮根，牛蒡，子芋などの根菜と油揚げや豆腐，こんにゃくを入れて煮込み，片栗粉でとろみを付け，最後に食塩とごま油で味を調える。意外に好評でお代りをされることが多かった。基本的には接心会のあいだは飢えをしのぐに足る食事に甘んじ，敢えて美味を求めないとする思想があり，食材が限られるためもあって変化が乏しいが，著者の作るけんちん汁はやや趣が異なるので好評であったようだ。

　ちなみに禅寺の食事としてお寺の門前に精進料理のお店があるが，これは一般の人たちのためのいわば観光用の食事であり，禅寺での修業僧の食事とは全く異なる。ごま豆腐，湯葉や飛龍頭など豊富な材料を使い，品数の多い贅沢なメニューになっている。なかでも中国由来の普茶料理は手間暇をかけてあたかも肉や魚を食材にしたような料理になっているが，禅寺では調理にそのような手間をかける時間はなく，これも修業僧の食事とは大きなへだたりがある。

　なお禅僧の食事は肉や魚など肉食を絶った精進料理であるが，現在では修業僧を除いては必ずしもこれらの制約のない食事もあるようだ。しかし戒律を厳

しく守って過ごす老師もおられ，京都の禅寺で修業をした私の友人の話では，試しに老師の味噌汁に出しじゃこを使ってみたところ，直ちに気づかれて「何か入れたな」と叱られたそうである。

また京都五山のひとつに数えられる禅寺に老師様をお訪ねした折，大衆（だいしゅ）（修業僧）の食堂のテーブルにマヨネーズが置かれているのに少し違和感を感じたが，老師様は「動かないものは食してもよいのです」とおっしゃっておられた。確かにマヨネーズの原料の卵は動かないが，時間が経つと動く可能性もあり難しい判断だと思った。

5．禅僧の食事の位置づけ

修業僧の食事が飢えをしのぐ粗末なものであるのはいくつかの理由があるが，その基本は冬の寒さ，夏の暑さ，粗衣粗食に左右されない心の持ち主になる修業の一環としての粗食なのであろう。また食事の前に唱える偈（げ）で「一日なさざれば一日喰らわず」，「我れ今何の徳あってかこの良薬に遇う」「我れ今仏祖の慈恩を感じつつまさにこの食を受くべし」など反省と感謝の言葉が述べられるが，社会にまだ何もお返し出来てなく，人々の喜捨によって命をつなぐ修業者の身では，贅沢な食事をしてはならないとする自戒もあるだろう。さらには美食や飽食は心の迷いの元となり，悟りの妨げになることも経験的に知られていると思われる。ちなみに老師の食事にはあと二品くらいの菜がつくが，これはすでに修業を終えた老齢の方には少し豊かな食事を差し上げたいという配慮なのだろう。

なお，このような禅寺の粗末な食事をカロリー計算して栄養学的な調査をした結果では，栄養失調になるような内容ではなくカロリーは足りており，飽食の時代のメニューに比べるとむしろ生活習慣病とは無縁の内容であるとのことである。われわれの身体は乏しい食事しか摂れない場合，最大限に胃腸での吸収効率を高めてカロリーを維持し，危機的な状況にもうまく適応できるようになっていることがわかる。

道元禅師は『赴粥飯法』のなかで粥には十の功徳があると述べられているが，時に栄養が偏ることもあるようで，これも著者の尊敬する別の高僧にお目にかかった折に，「体調が少し悪かったが医師に勧められて服用したビタミン剤ですっかり元気になりました」と言っておられた。この高僧は戒律をきちんと守って粗末な食事を摂られていたので，カロリーは足りてもビタミンなどの不足があったのだろう。

　江戸時代の高僧は昼食以後は食事は摂らない習慣を守っておられたようで，槍ヶ岳初登頂を果たされた播隆上人は，午後の行動に際してどうしても力が出ず登頂が危ぶまれた。しかし案内人，又重郎の要請で午後の食事も摂られるようになって遂に登頂を果たされている。ちなみに現在でもアジアの仏教国では僧侶は朝に托鉢に出て食物を頂いて寺に帰るとそれを朝と昼とに分けて食べている。これらの国の僧侶はお金と火を使うことが禁じられているので，寺院での食物の煮炊きはできない。したがって典座という役割もなく，托鉢で頂く食べ物だけが命をつなぐ食事となる。人々は僧に差し上げた食べ物は彼らの体を通して天の父母に届けられると教えられ，毎朝托鉢僧の列に喜捨を続けている。著者もラオスのルアンパバーンで朝の托鉢への喜捨に参列し，修業僧の鉢にご飯を握って喜捨を続けたが，次第に胸が熱くなってきた経験がある。この地でも修業僧は食事は昼までとする戒律を守っており，食欲が満たされると雑念が浮かび修業の妨げになることを避ける知恵ではないかと思われた。

6．今日の日本の食事

　日本は外国からの食料の輸入に頼る低い食料自給率にもかかわらず飽食の時代と言われ，テレビではいつも物を食べる映像が流れ，食に関する番組には事欠かない。また産地を偽る食材など現代は総グルメと言われる時代であるが，食べ残しや賞味期限過ぎで捨てられる食品の多さも報じられる通りで，多くの子どもたちが飢えに苦しむ低開発国の現実とは対照的である。

　一方，修業僧の食事はこのような今日の日本の食の現状とは対極点にある。

著者が所属する禅道場ではご飯と汁のお代りができ，それなりの満腹感があったが，出家剃髪して寺院の専門道場で本格的な修業に励む雲水たちの食事は朝は粥とゴマ塩，昼食，夕食も内容，量とも限られていて，空腹感にさいなまれ体重が減ってゆくが，数カ月で体が慣れ空腹感もなくなるという。僧堂での粗末な食事は美食を求める今日の日本の食事のありように対する警告とも言える。

7. おわりに

禅道場という特殊な場で供される食事の様子や，それを調理する典座の仕事を著者の知る範囲で述べてみた。道元禅師の『典座教訓』，『赴粥飯法』は，現代にも通用する典座の心得と修業僧の食事の仕方が述べられており，その明晰で丁寧な記述に驚かされる。著者の属す臨済宗の場合と道元禅師の教えを継ぐ曹洞宗とではこれらの作法がいくぶん違うところもあるが，元より本質的なことではなく，いずれも修業という目的にかなった作法であると思っている。

いまなぜ禅道場での食事かという疑問もあるが，逆にいまだからという気持ちもある。あわただしく過ぎ行く日常をしばし離れ，禅道場という非日常的な空間で自分の心と向き合う接心会は，本来の自分を取り戻すよい機会でもある。またそこで頂く食事はとらわれない心さえあれば，命をつなぐ粗末な食物でも美味を感じ感謝して頂けるようにできているようだ。生物の一員であるヒトにとって食というものをもう一度考えさせてくれるのが禅寺の食事であろう。

文　献

1) 道元（著），中村璋八，石川力山，中村信行（訳）：典座教訓・赴粥飯法．講談社，2013．
2) 枡野俊明：禅と食「生きる」を整える．小学館，2013．

● 索 引 ●

欧文索引

A
ACTH …………… 148
Anorexic voice ………31
ARC …………………41

B
Bulimic monster ………31

D
DCCT …………………5
DHA ………………115
DSM-5 ………………15

E
Eating disorder voice …31
EBM ……………… 6
endoscopic retrograde
　cholangiopancreatogra-
　phy ………………68
EPA ………………115
ERCP …………… 68, 71
evidence based medicine
　………………………6

G
GABA………………107

gamma amino butyric
　acid ……………… 107
G 野…………………92

M
magnetic resonance
　cholangiopancreatogra-
　phy ………………68
Motivational interviewing
　………………………31
MRCP…………… 68, 71

N
NK 細胞 ……………141
NPY/AgRP ニューロン
　………………………41

P
pancreatic functioning
　diagnostant …………68
PFD 試験 ……………68
POMC/CART ニューロン
　………………………41
PVN …………………42

Q
QOL …………………12

S
SNRI …………………27

SSRI …………………27

W
ω-3 系脂肪酸 ……… 112
ω-6 系脂肪酸 ……… 112

和文索引

あ
愛情欲求の抑圧…………83
亜鉛欠乏…………………94
アグーチ関連タンパク質
　………………………41
悪玉菌……………137, 153
悪玉コレステロール… 115
アディポネクチン………40
アトピー性皮膚炎…… 142
アドレナリン…… 47, 124
アミノ酸の桶………… 110
アミノ酸必要量……… 109
アミラーゼ………………71
アミン …………… 137
アルコール ………… 125
──性慢性膵炎………68
──摂取………………63
──歴…………………70
α 細胞 …………………65
アレキシサイミア… 79, 82
──発症機序…………80

索引

アレルギー ……… 152, 112
　──性気管支ぜん息 142
　──性疾患 ……… 133
　──性鼻炎 ……… 142

い

異化 ……………… 103, 104
移行期 ………………… 72
意思決定のバランス …… 56
依存欲求 ……………… 77
1型糖尿病 ……………… 3
一価不飽和脂肪酸 …… 113
医療者-患者関係 ……… 11
飲酒 ……………… 64, 70
　──癖 ………………… 77
　──量 ………………… 63
インスリン ………… 3, 65
　──過剰分泌 ……… 124
　──感受性 …………… 54
　──抵抗性 …………… 49
陰性感情 ……………… 13

う

ウイルス防御 ……… 122
うつ病 …… 50, 71, 107, 115,
　　　　　　134, 144, 149
運動依存症 …………… 22
運動強度 ……………… 54
運動持続時間 ………… 54
運動不足 ……………… 51
運動療法 ……… 4, 51, 54

え

エイコサペンタエン酸
　………………………… 115

栄養不良 ……………… 104
栄養指導 ……………… 29
栄養素 ………………… 103
栄養バランス ………… 52
栄養療法 ……………… 104
エネルギー源 ………… 114

お

嘔吐 ……………………… 18
オキシトシン ………… 43
オプティマムヘルス … 104
オメガ3系脂肪酸 …… 112
オメガ6系脂肪酸 …… 112
オリーブ油 …………… 113
オリゴ糖 ……………… 152
オレイン酸 …………… 113
オレキシン含有ニューロ
　ン ……………………… 44

か

外向的性格傾向 ……… 82
外的要因 ……………… 11
隠れ貧血 ……………… 120
過剰適応 ……………… 77
　──傾向 ……………… 83
過食 ……………… 25, 51
　──エピソード ……… 18
　──願望 ……………… 29
　──性障害 ……… 15, 19
過体重 ………………… 19
活性酸素 …… 143, 117, 118
カテコールアミン …… 149
過敏性消化管 ………… 79
過敏性膵 ……………… 79
過敏性腸症候群 ……… 71

カフェイン …………… 125
花粉症 ………………… 142
粥 ……………………… 164
カロリー摂取制限 …… 16
がん …………… 140, 152
　──細胞 …………… 141
　──予防策 ………… 141
環境要因 ……………… 11
緩下剤乱用 …………… 18
患者中心の医療 ……… 13
感情 …………………… 10
間食 …………………… 126
感染症 ………………… 122
感染防御 ……………… 138
肝臓 …………………… 117
γ-アミノ酪酸 ……… 107

き

気管支ぜん息 ………… 142
喫煙 …………………… 64
　──歴 ……………… 70
気づきの障害 ………… 82
機能性低血糖症 … 123-126
嗅覚 ……………… 89, 90
　──障害 …………… 95
　──退化 …………… 97
嗅球 …………………… 95
嗅細胞 ………………… 94
弓状核 ………………… 41
嗅上皮 …………… 94, 95
旧脳 …………………… 92
嗅裂 …………………… 94
強迫的性格傾向 …… 77, 82
虚血性心疾患 ………… 81
拒食 …………………… 25

禁酒················73

く

空腹················ 126
果物················ 123
グルカゴン············65
グレリン·········· 39, 42

け

結果要因·············11
血管················ 119
血清フェリチン値···· 120
血糖················65
　——コントロール···· 6
　——測定············· 4
　——値·········· 4, 124
　——値管理··········· 5
解毒················ 136
健康維持············ 138
原発性肥満········ 38, 51

こ

高インスリン血症······49
高血糖··············· 3
抗酸化作用·········· 122
高脂肪食·············70
甲状腺ホルモン········18
抗生物質············ 153
抗体················ 150
高タンパク質食········70
腔腸動物············ 135
香道················97
高糖質・高脂肪食品····49
行動的過程···········56
行動パターン······ 81, 82

行動変容·········· 52, 54
　——過程···········56
　——ステージ······ 56, 57
　——モデル···········56
コカイン・アンフェタミン
　調節···············41
五感·········· 89, 96, 99
骨関節症············ 118
骨粗鬆症············ 118
ごま油·············· 113
コラーゲン·········· 119
　——合成·········· 122
コルチコステロン···· 148
コルチゾール··········47
コレステロール······ 114

さ

最終糖化産物········ 118
細胞膜·········· 111, 114
サイモントン療法···· 141
細葉基底細胞·········65
茶道················98

し

幸せ物質············ 143
至道無難，唯嫌揀擇··· 161
視覚············ 89, 100
磁気共鳴胆管膵管造影···68
色素沈着予防········ 122
自殺················ 149
脂質················ 111
視床················93
視床下部······· 41, 92, 93
　——下垂体 - 副腎皮質
　系················47

自然治癒力·········· 104
失感情症·············80
実験膵炎·············75
実験ストレス膵炎······75
室傍核···············42
嗜癖的行動···········82
嗜癖的食行動·········84
脂肪細胞·············37
脂肪食······ 63, 64, 77, 84
社会的サポート········58
社会的不適応·········77
集中力·············· 104
修行僧·············· 157
消化管ホルモン········65
消化器系心身症········63
消化・吸収·········· 136
　——障害············72
消化酵素·············65
情動················82
　——的コミュニケー
　ション············82
小児肥満·············50
上腹部不定愁訴········69
情報伝達物質········ 134
醬油················ 153
食育················ 104
食行動···············51
　——異常············40
食事の作法·········· 159
食事の質············ 100
食事療法
　········· 4, 9, 12, 13, 51, 52
食生活···············70
食卓················99
食中毒予防·········· 139

食品添加物............... 153
食物繊維......... 126, 129,
　　　　　130, 150, 152
食欲抑制..................41
触覚.......................89
自律神経................. 126
心因性腹痛................69
進化.......................96
神経性過食症......... 15, 18
神経性大食症.............. 18
神経成長因子............. 148
神経性無食欲症............ 16
神経性やせ症
　.............. 15, 16, 18, 21
神経伝達物質...... 107, 121,
　　　　　134, 147, 148
神経ペプチド......... 41, 43
心身医学的性格構造........ 80
心身医学的治療............ 26
心身症................ 64, 79
心理教育的アプローチ...27
心理の要因.................. 9

す

膵液......................65
　——分泌.................65
膵炎......................63
膵外分泌..................74
　——機能.................73
　——機能検査............68
　——障害.................76
膵管上皮細胞..............65
膵機能障害................72
膵血流....................74
膵石灰化..................71

膵臓.......................64
　——位置.................64
　——機能............... 126
　——構造.................65
　——働き.................64
膵島......................65
睡眠リズム.............. 121
頭痛.................... 120
ストレス............. 11, 63
　——コーピング...........55
　——脆弱性...............50
　——反応.................49
　——マネジメント
　............... 55, 58

せ

生育史....................77
生活習慣..................63
　——是正.................51
　——病.............. 39, 63
清潔志向................ 142
精神科の併存症............19
精神疾患................. 11
成人肥満................. 50
生命維持............. 90, 92
摂取カロリー............ 53
摂食.....................90
　——亢進作用.............44
　——行動............. 35, 93
　——促進作用.............47
　——中枢.................93
　——調節機能.............41
　——調節システム.........44
　——調節ニューロン.......41
　——調節物質.............39

——ノート................27
　——抑制物質.............41
　——抑制ペプチド........43
摂食障害...... 11, 15, 21, 51
　——経過.................22
　——症状.................24
　——治療.................26
　——治療方針............26
　——発症要因.............22
　——病期.................26
　——病態発展.............25
　——リスクファクター..22
絶食.....................18
舌乳頭..................92
セルフエフィカシー
　............... 10, 56, 58
セルフケア................73
セルフモニタリング......58
セロトニン
　..... 47, 49, 107, 115, 134,
　　　　143, 145, 149, 150
先行刺激のコントロール
　..........................58
潜在期....................72
潜在性鉄欠乏性貧血... 120
善玉菌.................. 153
善玉コレステロール... 115
禅寺................... 157
腺房中心細胞........... 65

そ

痩身願望.................21
ソムリエ.................97
ソルビン酸............. 154

索　引　*171*

た

第一の脳……………126, 128
大うつ病………………50
ダイエット……………46
代償期…………………72
代償行動………………18
耐糖能…………………71
第二の脳……128, 133, 135
大脳辺縁系……………93
タイプA行動パターン
　………………………81, 83
多価不飽和脂肪酸……112
男性の摂食障害………21
タンパク質……………107

ち

チーム医療……………58
茶歌舞伎………………97
中枢性調節機構………75
中性脂肪………………115
腸……………126, 133, 134
　──内環境……129, 130,
　　　　　　138-140, 143
　──内細菌
　　……128, 133, 137-139,
　　　　142, 143, 146, 147
　──内細菌叢
　　…………138, 149, 151
　──内フローラ……138
　──粘膜……………126
聴覚……………………89
長寿……………………153
朝食……………………104

つ・て

漬け物…………………153
低栄養状態…………18, 21
低血糖症…………123, 124
低体重願望……………29
鉄不足…………………119
電解質異常……………19
典座………………157, 158
　──心得……………158

と

糖化………………117, 118
同化……………………103
道元……………………158
糖質………………117, 127
　──過剰……………117
　──制限………118, 126
糖新生…………………117
糖尿病………3, 49, 72, 126
　──患者……………134
　──自己管理………4, 8
　──予防……………122
動物性タンパク質……110
動脈硬化……112, 117, 118
　──症………………3, 4
　──性疾患…………39
ドーパミン
　…………47, 107, 134, 143
ドコサヘキサエン酸…115
トランス脂肪酸………113
トランスセオレティカル
　モデル………………56
トロントアレキシサイミ
　アスケール…………81

な

内視鏡的逆行性胆道膵管
　造影…………………68
内臓脂肪型肥満……37, 39
内的ストレス…………84
内的要因………………9
納豆……………………153
納豆菌……………130, 153

に

2型糖尿病………………3
二次性肥満………38, 40, 51
乳酸菌……130, 143 151, 153
認知機能………………117
認知症…………………115
認知的過程……………56
認知的評価……………55
認知の再構築…………58

ぬ・ね．の

ヌタウナギ……………150
ネスファン-1…………43
眠りの質………………107
脳………………………104
　──エネルギー源…108
　──エネルギー消費量
　　……………………105
　──健康……………104
　──腸相関 128, 129, 135
　──内伝達物質 145, 147
ノルアドレナリン
　…………………47, 107, 124

は

パージング……………18
パーソナリティ……81, 82
排出行動………………18
排便量………………152
白内障予防……………122
発酵食品………130, 153

ひ

非アルコール性慢性膵炎
　………………………68
非アレルギー性気管支
　ぜん息………………142
非代償期………………72
ビタミンC………122, 123
ビタミンB₁……………121
ビタミンB₁₂……………121
ビタミンB群
　………121, 128, 146, 150
必須アミノ酸…………110
非必須アミノ酸………110
ビフィズス菌……152, 153
非ヘム鉄………………119
肥満………………19, 35
――恐怖………17, 27, 29
――症…………………36
――症遺伝の要因……50
――症改善方法………51
――症外科治療………51
――症者摂食行動……45
――症診断基準………37
――症ストレス………46
――症治療ガイドライ
　　ン…………………52

――症予防……………51
――性格特性…………49
――度…………………36
――判定………………37
病的体重調節行動……17
ピロリ菌………………120
貧血症状………………119

ふ

ファーター乳頭………79
フードプレート………52
フェリチン……………120
副交感神経……………100
腹部超音波検査………71
不整脈…………………19
ブドウ糖…………105, 124
不飽和脂肪酸…………111
フローラ健康法………151
プロテインスコア
　………………108, 109
プロピオメラノコルチン
　………………………41
分子整合栄養医学……104
糞便量…………………155
分離体験………………82
分離不安………………77

へ

β細胞………………65
ヘム鉄…………………119
ヘリコバクター・ピロリ
　………………………121
ヘルス・ビリーフ……9
便中キモトリプシン量…68
扁桃体……………92-94

ほ

報酬による強化………58
飽和脂肪酸……………111
ポジティブ思考………141

ま

マルセイユシンポジウム
　………………………67
慢性合併症……………6
慢性膵炎………63, 64, 66
――疑診例……………78
――経過………………72
――準確診例…………78
――診断………………67
――診断基準…………67
――診療ガイドライン
　………………………68
――成因………………68
――治療………………72
――定義………………67
――の臨床経過から
　みた治療方針………72
――病期………………72
――頻度………………67
――臨床診断基準2009
　………………………67
慢性ストレス…………79
――刺激………………76
慢性疼痛…………71, 72
満腹中枢………………93

み

味覚………………89, 90
――しくみ……………91

──障害………… 93, 94	151, 152	ヨーグルト…………… 153
──野………………92	**も**	**ら・り・れ・ろ**
味噌……………… 153	網膜症………………… 3	ランゲルハンス島… 64, 65
味蕾……………… 91, 92	問題行動………………21	利尿薬乱用……………18
む・め	問題点の解決…………58	リノール酸…………… 113
むちゃ食い……………46	問題点の抽出…………58	リバウンド……………46
メラトニン…………… 107	**や・よ**	硫化水素……………… 137
──凝集ホルモン……44	薬物療法……………… 4	緑黄色野菜…………… 123
免疫…………… 138, 150	やせ願望…… 16, 17, 27, 29	レプチン………… 39, 43
──細胞……… 138, 140	やせ薬…………………18	老化…………………… 117
──システム……… 133	ヤツメウナギ………… 150	──防止…………… 138
──防御…………… 136	陽性感情………………13	
──力…… 130, 133, 139,		

〔編著者紹介〕

中井　吉英（なかい　よしひで），第4章
　　関西医科大学名誉教授，
　　医療法人弘正会　西京都病院名誉院長・心療内科部長
本庄　　巌（ほんじょう　いわお），第5章，第8章
　　京都大学名誉教授

〔著者紹介〕（五十音順）

生野　照子（いくの　てるこ），第2章
　　社会医療法人弘道会　なにわ生野病院心療内科
石井　　均（いしい　ひとし），第1章
　　奈良県立医科大学糖尿病学講座
乾　　明夫（いぬい　あきお），第3章
　　鹿児島大学大学院医歯学総合研究科
上原　美穂（うえはら　みほ），第3章
　　鹿児島大学大学院医歯学総合研究科
姫野　友美（ひめの　ともみ），第6章
　　医療法人社団友徳発心会　ひめのともみクリニック
藤田紘一郎（ふじた　こういちろう），第7章
　　東京医科歯科大学名誉教授

人と食と自然シリーズ 5
食と心―その関係性を解き明かす―

2015年（平成27年）7月31日　初版発行

監　修　　京都健康フォーラム

発行者　　筑　紫　恒　男

発行所　　株式会社 建 帛 社
　　　　　　　　　KENPAKUSHA

112-0011 東京都文京区千石4丁目2番15号
TEL（０３）３９４４－２６１１
FAX（０３）３９４６－４３７７
http://www.kenpakusha.co.jp/

ISBN 978-4-7679-6183-5　C3047　　　　壮光舎印刷／愛千製本所
©京都健康フォーラム，2015　　　　　　　　Printed in Japan
（定価はカバーに表示してあります）

本書の複製権・翻訳権・上映権・公衆送信権等は株式会社建帛社が保有します。
JCOPY〈(社)出版者著作権管理機構 委託出版物〉
本書の無断複写は著作権法上での例外を除き禁じられています。複写される
場合は，そのつど事前に，(社)出版者著作権管理機構（TEL 03-3513-6969，
FAX 03-3513-6979，e-mail: info@jcopy.or.jp）の許諾を得て下さい。